योग द्वारा हार्ट-सर्जरी से बचाव

योग, कसरतों, आसनों, प्राणायाम, कायोत्सर्ग, ध्यान, तनाव प्रबंधन, आहार संबंधी नियमों तथा यौगिक जीवन-शैली द्वारा रक्त वाहिनियों के हृदय-रोग का उपचार

[redacted]

लेखक

डॉ. बी.एल. जैन

एम.एससी., पी.एच.डी.

तकनीकी सलाहकार

डॉ. जे.पी.एन. मिश्रा

एम.एससी., पी.एच.डी.

हेल्थ हारमोनी

बी. जैन पब्लिशर्स (प्रा.) लि.

AN ISO 9001 : 2000 CERTIFIED COMPANY

प्रकाशक का सुझाव

इस पुस्तक में वर्णित सूचना का उद्देश्य चिकित्सकीय सलाह को प्रतिस्थापित करना नहीं है। कोई भी व्यक्ति जिसे चिकित्सकीय देख-रेख की आवश्यकता है उसे एक योग्यता प्राप्त चिकित्सक से सलाह अवश्य लेनी चाहिये।

योग द्वारा हार्ट-सर्जरी से बचाव

प्रथम संस्करण : 2006

मूल्य : रू. 195.00

प्रकाशक : कुलदीप जैन

हेल्थ हारमोनी

द्वारा **बी. जैन पब्लिशर्स (प्रा.) लि.**

AN ISO 9001 : 2000 CERTIFIED COMPANY

1921/10, चूना मंडी, पहाड़गंज, नई दिल्ली-110 055

फोन : 2358 3100, 2358 1300, 2358 1100, 2358 0800

फैक्स : 2358 0471

ई-मेल : bjain@vsnl.com

वेबसाईट : www.bjainbooks.com

मुद्रक : **जे. जे. ऑफसेट प्रिंटर्स**

522, एफ.आई.ई., पड़पड़ गंज, दिल्ली - 110092

ISBN : 81-8056-696-X **BOOK CODE :** BJ-5925

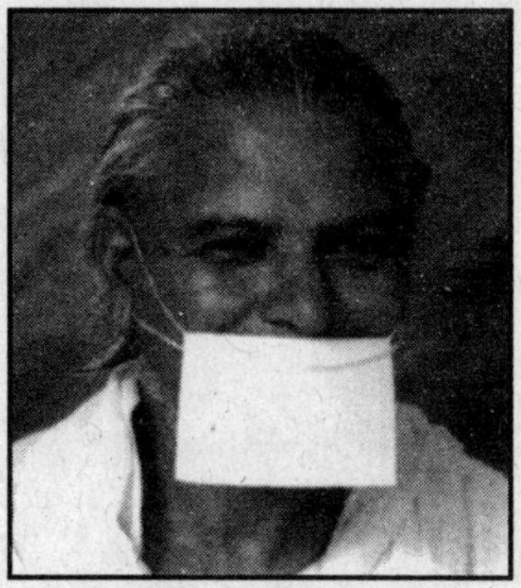

आचार्य शिव मुनि

दिनाँक : 18 सितम्बर 2001

आशीर्वाद

शरीर का शारीरिक एवं मानसिक रूप से अपने सर्वोत्तम रूप में कार्य करना ही अच्छे स्वास्थ्य का चिन्ह होता है। कहा भी गया है कि स्वस्थ शरीर में ही स्वस्थ मन निवास करता है। हमारा शरीर विभिन्न आंतरिक व बाह्य कारणों से रोगग्रस्त होता है जिसके फलस्वरूप हमारी भौतिक एवं आध्यात्मिक गतिविधियाँ कुप्रभावित होती हैं।

हमारे शरीर व मन को रुग्ण करने वाले विभिन्न रोगों में हृदय-रोग प्रमुख स्थान रखते हैं तथा केवल यौगिक जीवन-शैली को अपनाकर ही हम स्वस्थ, रोग रहित समृद्ध, शांतिमय व आनंदपूर्ण जीवन व्यतीत कर सकते हैं।

यही तथ्य हृदय की असामान्य क्रिया-प्रणाली पर भी समान रूप से लागू होता है। मुझे पूर्ण विश्वास है कि लेखक द्वारा सुझाई गई योग व ध्यान चिकित्सा प्रणाली हृदय-रोगियों के लिए अत्यंत उपयोगी रहेगी।

इस प्रयास की सफलता के लिए मेरा साधुवाद।

आचार्य शिव मुनि
अध्यक्ष,
अखिल भारतीय श्वेताम्बर
जैन स्थानक वासी श्रमण संघ

❁ समर्पित ❁

दिवंगत धर्मपत्नी श्रीमति जैनवती जैन
को जो
मेरी आध्यात्मिक प्रेरक थीं

प्रस्तावना

वर्तमान में रक्त वाहिनियों का हृदय-रोग विकसित देशों में जहां सर्वाधिक मारक रोग बन गया है वहीं भारत के मध्यम व उच्च वर्ग में भी तीव्रता के साथ ऐसा ही रूप अपनाता जा रहा है।

तनाव एक जागतिक समस्या तो है ही, पर साथ ही साथ हृदय रोगों का प्रमुख कारण भी है। आज यह समाज के सभी वर्गों का एक अभिन्न मित्र बन चुका है। तनाव हमारे साथ जन्म से लेकर मृत्यु तक किसी न किसी रूप में लगा ही रहता है। इससे पूर्णरूपेण बच पाना तो असंभव है किंतु इसके प्रति सावधानियाँ रखी जा सकती हैं।

वर्तमान शताब्दी इसकी गवाह है कि तनाव के अपर्याप्त देखभाल के कारण ही तनाव जनित परिहृद धमनी रोग में अभूतपूर्व वृद्धि हुई है। यही प्रस्तुत पुस्तक का मूल विषय है।

योग में रोग निरोधक, विकासकारी तथा उपचारक शक्तियाँ निहित रहती है तथा प्रस्तुत पुस्तक में योग एवं प्रेक्षा-ध्यान की मूल क्रियाएँ भली-भांति वर्णित की गई हैं। योगासन, प्राणायाम एवं योग के सैद्धांतिक पक्षों को जिस प्रकार सरल व सुबोधगम्य तरीके से समझाया गया है उससे इन सभी की प्रक्रियाओं को समझने में बड़ी आसानी होगी। इन्हीं के साथ तनाव से बचाव की पद्धतियाँ और हृदय रोग की देखभाल सम्बन्धी सुझाव भी सुबोधगम्य तरीके से बताए गए हैं।

प्रस्तुत पुस्तक का एक अन्य महत्वपूर्ण पक्ष हृदय रोग की देखभाल में सहायक सिद्ध होने वाली यौगिक जीवन-शैली तथा खान-पान संबंधी सिद्धांतों का संयोजन भी है।

पुस्तक में जिस प्रकार हृदय रोग की सैद्धांतिक व्याख्या, उसके विकृति-विज्ञान का वर्णन, उसके कारणों के साथ-साथ उसके उपचार में योग व ध्यान की संभावित भूमिका तथा हृदय रोगियों पर लेखक द्वारा किए गए परीक्षणों से प्राप्त पुष्टिकारक आँकड़ों का वर्णन किया गया है, वह भी इसे हृदय-रोग की देखभाल की व्यावहारिक मार्गदर्शिका का रूप प्रदान करता है।

योग्य, अनुभवी व समर्पित लेखक ने एक आम स्त्री-पुरुष को हृदय-रोग संबंधी जानकारियां देने की जरूरत को अनुभव कर पुस्तक में रोग के बारे में संपूर्ण जानकारी व योग द्वारा उसकी देखभाल के उपायों को अत्यंत सरल, वैज्ञानिक और व्यावहारिक रूप से वर्णित किया है।

मुझे पूर्ण विश्वास है कि प्रस्तुत पुस्तक का अध्ययन करने के पश्चात् न केवल हृदय-रोगी बल्कि आम इंसान भी अपनी जीवन-शैली में बदलाव लाएंगे तथा सकारात्मक रवैया अपनाकर तनाव की प्रतिक्रियाओं को कम उभरने देंगे व हृदय रोग से बचे रहेंगे।

डॉ. जे.पी.एन. मिश्रा
विभागाध्यक्ष
साइंस ऑफ लीविंग,
प्रेक्षा-ध्यान एवं योग विभाग
जैन विश्व भारती संस्थान
लाडनूं (राजस्थान)

डॉ. अब्दुल अजीज
एम.बी.बी.एस, एम.एस.
भूतपूर्व मुख्य चिकित्सा अधिकारी
दिल्ली विद्युत बोर्ड
नई दिल्ली

आधुनिक युग में मानव के भौतिकवादी, अत्यंत महत्वाकांक्षी और कड़ी प्रतियोगितात्मक जीवन-शैली के कारण उसके शरीर, मन व आत्मा को प्रचंड स्नायविक तनाव का मुकाबला करना पड़ रहा है। इन सभी दुष्प्रभावों के कारण वह अज्ञात हेतुक उच्च रक्तचाप, परिहृद धमनी रोग, मधुमेह, अस्थमा, मानसिक रोगों के अतिरिक्त बड़ी संख्या में सोरायसिस व बहुसंधिवात का शिकार बनना पड़ता है जिनका आधुनिक चिकित्सा-पद्धति में कोई उपचार नहीं है। प्रत्यारोपण, ग्राफ्टिंक तथा प्लास्टिक सर्जरी जैसी उच्च तकनीक वाली महंगी पद्धतियों के नाम पर जो कुछ भी किया जा रहा है, उसका केवल शामक प्रभाव पड़ता है तथा सामान्य जीवन व्यतीत करने के लिए व्यक्ति को जीवन पर्यन्त दवाओं का सहारा लेना होता है।

आधुनिक चिकित्सा विज्ञान ने भले ही देर से पर इस तथ्य को स्वीकार कर लिया है कि ध्यान, अतींद्रिय-ध्यान व यौगिक क्रियाओं, आसनों से शरीर की स्वचालित प्रणाली और तंत्रिका-अंत:स्रावी प्रणाली पर पड़ने वाले तनाव को काफी हद तक कम किया जा सकता है। जिसके फलस्वरूप उपरोक्त वर्णित जीर्ण व उपचारहीन बीमारियों की उत्पत्ति व तीव्रता को कम किया जा सकता है। ध्यान, यौगिक क्रियाओं और आसनों पर कोई खर्च भी नहीं आता है और इन्हें रोजाना केवल कुछ मिनटों तक ही करना पड़ता है। दवाओं का तो कोई प्रश्न ही नहीं खड़ा होता।

डॉ० बी.एल. जैन चिकित्सिय शब्दावली व ज्ञान से अनजान आम व्यक्ति को बताने में अत्यंत सफल रहे हैं कि किस प्रकार वे रोजाना अपने जीवन के कुछ क्षण देकर उच्च रक्तचाप व हृदय रोग जैसी असाध्य बीमारियों से बिना दवा व खर्च के सुरक्षित रह सकते हैं।

इस महती प्रयास व उद्देश्य की सफलता की मैं कामना करता हूँ।

नई दिल्ली
15 जनवरी 2001

डॉ. अब्दुल अजीज

स्वास्थ्य, शहरी विकास, पर्यावरण, वन, वन्य जीव एवं चुनाव मंत्री
MINISTER OF HEALTH, URBAN DEVELOPMENT,
ENVIRONMENT, FOREST, WILD LIFE AND ELECTION
राष्ट्रीय राजधानी क्षेत्र दिल्ली सरकारी
GOVT OF NATIONAL CAPITAL TERRITORY OF DELHI
दिल्ली सचिवालय, आई०पी० एस्टेट, नई दिल्ली-110002
DELHI SCRETARIATE, IP. ESTATE, NEW DELHI-110002
TEL. No :

सत्यमेव जयते

डा. अशोक कुमार वालिया
DR. ASHOK KUMAR WALIA

D.O. No. HM/2000/4462
दिनांक/
Dated : 22 December 2000

MESSAGE

I am glad to learn that Dr. B.L. Jain, M.Sc., Ph. D. has attempted a book entitled "Yogic Cure to Avoid Heart Surgery".

It is a well-known fact that, of late, the number of patients of coronary heart disease is on the rise all over the world. Although there are many causes of heart ailments like improper diet, lack of physical exercise, ignorance of health rules etc., but to my mind, stress is one of the main reasons for prevalence of this disease. Biological stress is the one that cannot be avoided. It has just to be managed. Dr. B.L. Jain in his book has focused on treatment of coronary heart disease (CHD) by Yogasana, Pranayama and Meditation instead of painful surgery or life-long medication.

I hope the book will provide composite information to the readers about CHD and its management through yoga, which will be beneficial for the heart patients in particular and the masses in general. Dr. Jain deserves commendation for putting in all out efforts in bringing out this useful book. I wish him all success in life.

(DR. A.K. WALIA)

भूमिका

पृथ्वी पर मानव भगवान की सुंदरतम रचना है तथा मानव देह में स्थित क्रियाशील हृदय एक महान आश्चर्य जो कि निर्बाध, सतत् व लयात्मक धड़कता रहता है। तथा शरीर के प्रत्येक कोष, ऊतक व अंगों की आवश्यकता की पूर्ति करता रहता है। मानव ऐसी आश्चर्यजनक संरचना के लिए प्रभु की शक्ति को स्वीकार करने के लिए विवश हो जाता है किंतु साथ ही वह इस महत्वपूर्ण अंग के महत्व को न पूरी तरह से आँकता है और न ही उसकी उचित देखभाल ही करता है।

स्वस्थ, समृद्ध व सुखी जीवन प्रत्येक मनुष्य की नैसर्गिक कामना होती है तथा आज के तनाव, प्रदूषण एवं विज्ञान पर आश्रित जटिल जीवन में विश्व का प्रत्येक व्यक्ति आँखें मूंद कर धन के पीछे भाग रहा है। अपनी इस दौड़ में वह न नैतिक-मूल्यों व सिद्धांतों का ध्यान रखता है और न राष्ट्र के प्रति अपने कर्त्तव्य का। वह तो धन-दौलत के लिए स्वयं को, अपने शरीर को और राष्ट्र तक को बेचने के लिए तत्पर रहता है।

इस संदर्भ में लोगों को शिक्षित कर उनका मार्गदर्शन करने के लिए सरकार ने विभिन्न स्कूल, कॉलेज, शिक्षण संस्थान और विश्वविद्यालय चला रखे हैं। भारत में योगी तथा धर्मोपदेशक स्त्रियों एवं पुरुषों को शिक्षा का वास्तविक अर्थ समझाने के लिए प्रयत्नशील हैं किंतु उसके परिणाम आशाजनक नहीं हैं। वैसे जब तक शिक्षा प्रणाली का उद्देश्य प्रत्यक्ष या परोक्ष रूप से केवल धनार्जन रहेगा तब तक वह स्वयं में आंतरिक मूल्यों का समावेश नहीं कर पाएगी।

वर्तमान समय में इंसान की आवश्यकताएं उस पर इस कदर हावी हो गई हैं कि समाज के प्रत्येक वर्ग का हर व्यक्ति इन निरंतर बढ़ती भौतिक आवश्यकताओं का मुकाबला करने में स्वयं को असमर्थ अनुभव करता है और तीव्र रूप से तनावग्रस्त हो जाता है।

इन बढ़ती मांगों के फलस्वरूप इंसान बेईमान, भयभीत, रुग्ण, उग्र, लालची एवं व्यसनग्रस्त बन गया है तथा उसमें शारीरिक क्रियाकलापों, सहनशीलता, सच्चाई और संतोष का अभाव हो गया है जिनसे तनावमय स्थिति उत्पन्न होकर उसे मधुमेह, उच्च रक्तचाप, अम्लता और पेप्टिक अल्सर जैसे मनोदैहिक रोग ग्रस्त कर देते हैं। इतना ही नहीं ये रक्तवाहिकाओं को अवरुद्ध कर हृदय रोग को भी जन्म देते हैं।

ऐसी स्थिति व्यक्ति को एक ऐसे बिंदु पर लाकर खड़ा कर देती है जहां से वह वापस नहीं लौट पाता और स्वयं को असहाय अनुभव करने लगता है। वह एक अनजानी काल्पनिक मंजिल की ओर भयभीत सा दौड़ा चला जा रहा है।

इन परिस्थितियों में वर्तमान चिकित्सिय उपचार उसके हृदय रोग का पर्याप्त उपचार नहीं कर पाते। वास्तविकता तो यह होती है कि ये तथाकथित आधुनिक चिकित्सा प्रणालियाँ बीमारी का उपचार न कर केवल उसे यथावत् बनाए रखती हैं, न रोगी को मरने देती हैं और न स्वस्थ ही कर पाती हैं। बस दवाओं की मात्रा बढ़ती जाती है जिससे दवा-निर्माता ही फलते-फूलते हैं।

मानव का स्वास्थ्य मूलतः मनोदैहिक प्रकृति का है तथा आधुनिक चिकित्सा प्रणालियाँ केवल शरीर का उपचार करती हैं जबकि योग अनादिकाल से मनोदैहिक रोगों का उपचार करता आया है। किंतु भारत के शताब्दियों तक गुलाम रहने के कारण योग को अनदेखा किया गया तथा उसका दमन किया गया। योगाभ्यास हृदय के साथ-साथ समूचे शरीर को बलशाली बना कर रोगों से मुक्ति दिलाता है। अब यह उचित समय है जब रक्तवाहिनी के हृदय-रोग के उपचार में योग-चिकित्सा-प्रणाली का उपयोग किया जाना चाहिए।

इस पुस्तक को लिखने की प्रेरणा कैसे मिली?

यह पुस्तक लिखने का विचार मेरे मन में एक विद्युत प्रकाश की भांति कोंधा। जब मैं जीवन विज्ञान और प्रेक्षा-योग में एम.एस.सी. कर रहा था। मैंने पाया कि योग के द्वारा विभिन्न दैहिक व मनोदैहिक रोगों का उपचार किया जा सकता है। तब मैंने विचार किया कि रक्तवाहिकाओं के हृदय-रोग का उपचार योग से क्यों नहीं हो सकता? हृदय की बाई-पास व ओपन हार्ट सर्जरी पर लोग लाखों रुपए खर्च करके खतरा क्यों मोल लेते हैं? इन्हीं विचारों के वशीभूत मैं अपना ध्यान रक्त वाहिकाओं के हृदय रोग एवं योग द्वारा उनकी चिकित्सा की ओर केंद्रित कर और गहरा अध्ययन करने लगा।

दुर्भाग्यवश इसी बीच मेरे एक नजदीकी रिश्तेदार भी रक्त वाहिकाओं के हृदय-रोग से ग्रस्त हो गए। उनका उपचार एक सरकारी अस्पताल में चल रहा था जहां उन्हें सोरबीट्रेट, मोनोट्रेट तथा डिस्पिरिन जैसी अंग्रेजी दवाएं दी जा रही थीं।

रोगी भी प्रसन्न था तथा वह डॉक्टर के निर्देशों का पालन कर रहा था। उसे लाभ भी हो रहा था। उसे जब भी छाती में दर्द होता, डॉक्टर हर बार एक-दो गोली और बढ़ा देते। इस प्रकार धीरे-धीर उसकी गोलियों की मात्रा 30 गोली प्रतिदिन हो गई, मगर बीमारी न तो कम हुई और न ही समाप्त। अंततः उसे बाई-पास सर्जरी की सलाह दी गई। उसने वह करा भी ली लेकिन दर्द व दवाएं जारी रहीं। डॉक्टर उन पर की गई शल्य-चिकित्सा का औचित्य नहीं दे पा रहे थे।

दिनों-दिन दवाओं की मात्रा बढ़ती गई, परन्तु उनका छाती का दर्द ठीक न हुआ और एक दिन प्रात:बेला में समाचार मिला कि वह इस संसार से सदा सदा के लिए विदा हो गये। संभवत: हृदय-रोगों के मामलों में प्राय: ऐसा ही होता है। प्रिय की मृत्यु का समाचार पाते ही मैं व्यथित हो उठा और सोचने पर विवश हो गया कि उपचार के व्यय को वहन करने में आर्थिक रूप से सक्षम एवं डॉक्टरों के निर्देशों का पूर्णतया पालन करने पर भी उन्हें रोग से मुक्ति क्यों नहीं मिल पाई। अंतत: मैं इस निष्कर्ष पर पहुंचा कि आधुनिक दवाएं रोग का उपचार नहीं करती अपितु वे रोगी की उस अवस्था को सतत् पोषित रखती हैं। वे रोग के कारणों की गहराई में नहीं जाती और न ही रोग निवारण के लिए प्रयास करतीं। रोग व्यक्ति को नहीं छोड़ता परन्तु रोगी संसार को छोड़ देता है। ऐसे में मेरे मन में विचार कौंधा कि "योग" धमनी-हृदय-रोग का उपचार कर सकता है और इस दिशा में मैं और अधिक प्रयासशील हो गया।

प्रस्तुत पुस्तक इसी प्रयास का परिणाम है। इसमें धमनी-हृदय-रोग के मूल कारण को पहचान, तनाव को समाप्त कर रोग को दूर करने का प्रयास किया गया है। इसके लिए एक नया अनोखा यौगिक-जीवन-शैली कार्यक्रम अपनाया गया है। मैं आशा करता हूँ कि यह कार्यक्रम महिला-पुरुष सभी को स्वस्थ व सुखपूर्ण जीवन व्यतीत करने में सहायता प्रदान करेगा।

डॉ. बी.एल. जैन

चेतावनी

विशेषज्ञ के मार्गदर्शन तथा समुचित सावधानी के बिना यौगिक क्रियाओं व आसनों के अभ्यास से आपको कोई हानि न हो, इसलिए इसे या किसी भी ऐसे कार्यक्रम को प्रारंभ करने से पूर्व अपने चिकित्सक की सलाह अवश्य लें। पुस्तक में वर्णित कार्यक्रम में दी गई सलाहों, निर्देशों और अभ्यासों का आशय औषधीय चिकित्सा का स्थान लेना नहीं है। नियमित रूप से औषधियों का सेवन करते हुए योग की क्रियाओं आदि को धीरे-धीरे सहायक उपचार के रूप में प्रारंभ करें तथा उनकी अवधि गति व तीव्रता को क्रमश: बढ़ाएं। किसी भी प्रकार की शारीरिक व्याधि के लिए नियमित रूप से डाक्टरी-जाँच भी कराते रहें। पुस्तक में वर्णित कार्यक्रम शनै: शनै: मांसपेशियों व अंगों को अतिरिक्त शक्ति प्रदान कर शरीर के अनुकूल सुदृढ़ व फिट बनाएगा तथा धमनी-हृदय-रोग को क्रमश: दूर भगायेगा।

आभार

सर्वप्रथम मैं उस परम पिता परमेश्वर का आभार व्यक्त करता हूँ जिसने इस कार्य के प्रत्येक चरण में मेरी सहायता कर पुस्तक को निर्धारित समय में पूर्ण करने की शक्ति प्रदान की।

पुस्तक के समर्पण का कार्य तब तक अपूर्ण रहेगा जब तक कि मैं प्रत्येक सहयोगी का अपने हृदय से आभार नहीं व्यक्त कर देता। सर्वप्रथम मैं अपने मित्र व सलाहकार डॉ० जे०पी०एन० मिश्रा, विभागाध्यक्ष, जीवन व प्रेक्षाध्यान-विज्ञान विभाग, जैन विश्व भारती संस्थान (मान्य विश्वविद्यालय), लाडनूं (राजस्थान) का हृदय से आभार व्यक्त करता हूँ जो सदैव मुझे तनाव व निराशा के क्षणों में जब मैं इस कार्य को अधूरा ही छोड़ने को तत्पर होता था, कार्य पूर्ण करने के लिए निरन्तर प्रोत्साहन देते रहे। उन्होंने न केवल पांडुलिपि को तैयार करने में सहायता की, अपितु साथ ही तकनीकी रूप में भी सहायता की, मानों वह पुस्तक को स्वयं लिख रहे हों।

डॉ० बिमल छाजेड़, एम०डी०, प्रबंध निदेशक साओल हेल्थ (प्रा०) लि०, नई दिल्ली का आभार व्यक्त किए बिना मैं अपने कर्त्तव्य में चूक जाऊंगा। वह ही महान व्यक्तित्व थे जिन्होंने मुझमें इस कार्य को करने की प्रथम ज्योति प्रकाशित की थी और मुझे यह कार्य प्रारंभ करने के लिए प्रेरित किया था।

अपने मित्रों और पारिवारिक सदस्यों विशेषकर अपने पुत्र अनिल जैन का कृतज्ञ हूँ जिसने मुझे प्रत्यक्ष रूप से तथा मानसिक रूप से प्रोत्साहन देकर कार्य को पूर्ण कराया। मेरी पत्नी श्रीमति जे०वी० जैन और पुत्र-वधू श्रीमति कुसुम जैन अपने सहयोग व सहायता के लिए प्रशंसा की पात्र हैं।

स्वामी धर्मानंदजी, निदेशक, आध्यात्म साधना केन्द्र, महरौली, नई दिल्ली, डॉ० जे०एस० रघुवंशी, अध्यक्ष, वैकल्पिक चिकित्सा प्रणाली अनुसंधान केन्द्र तथा अंतर्राष्ट्रीय बंधुत्व, पूर्वी पटेल नगर, नई दिल्ली, डॉ० एन० पी० गंग, निदेशक, जीवन विज्ञान अकादमी और श्री मदन कुमार जैन, निदेशक, तुलसी आध्यात्म नीड़म, लाडनूं का, उनके अमूल्य मार्गदर्शन तथा उनके केन्द्रों के रोगियों से साक्षात्कार का अवसर उपलब्ध कराने के लिए विशेष धन्यवाद देना चाहूंगा। अपने रोगियों और उनके परिवारों का भी आभारी हूँ जिन्होंने संबंधित महत्वपूर्ण प्रश्न पूछ कर मुझे पुस्तक लेखन के लिए प्रोत्साहन दिया। उनके सहयोग के अभाव में यह कार्य पूर्ण नहीं हो पाता।

शैक्षणिक स्तर पर सहायता देने के लिए मैं अपने निकट मित्रों डॉ० वी०के० बिंदल, डॉ० आशा बालूजा, डॉ० वी०पी० जैन, डॉ० वी०डी० शर्मा, डॉ० एस०के० जैन, डॉ० संतोष जैन, श्री लाजपत राय जैन, श्री व श्रीमति संजीव धीर, श्री जे०पी० कौशल और श्री पियूष शर्मा का भी विशेष आभारी हूँ। अंततः मैं पांडुलिपि की तैयारी के विभिन्न चरणों में अत्यंत सहायक कार्यों और पुस्तक के प्रकाशन में गहरी रुचि लेने के लिए मैं श्री पी०एन० जैन, श्री कुलदीप जैन, श्री श्रवण जैन और राजीव शर्मा का ऋणी रहूंगा।

मैं एक बार पुनः उन सभी का आभार व्यक्त करता हूँ जिन्होंने पुस्तक की योजना से लेकर प्रकाशन तक मुझे अपना सहयोग प्रदान किया।

डॉ. बी.एल. जैन

लेखक

विषय-सूची

परिचय

हमारे स्वास्थ्य की स्थिति हमारे जीवन के सभी क्रिया कलापों के एकीकरण को दर्शाती है जिसमें शारीरिक, मानसिक, भावनात्मक, सामाजिक और आध्यात्मिक पक्ष शामिल रहते हैं। किंतु सबसे बड़ी समस्या यह है कि स्वास्थ्य के लिए महत्वपूर्ण माना जाने वाला हमारा रहन-सहन तथा जीवन-शैली अत्यंत दोषपूर्ण होती है जिसके कारण विभिन्न प्रणालीगत बीमारियाँ व अव्यवस्थाएँ उत्पन्न होती हैं। विश्व स्वास्थ्य संगठन के अनुसार स्वास्थ्य का अर्थ किसी प्रकार की बीमारी या दुर्बलता का अभाव न होकर हमारी शारीरिक, मानसिक और सामाजिक सुव्यवस्था की स्थिति होती है। "स्वस्थ स्थिति" स्वयं यह शब्दावली इस तथ्य पर निर्भर करती है कि हम किस प्रकार का जीवन व्यतीत कर रहे हैं। आज की तथाकथित आधुनिक जीवन-शैली में हम जिस प्रकार स्वास्थ्य की रक्षा का कार्य कर रहे हैं वह इस बात का संकेत देता है कि स्वास्थ्य के बारे में हमारा ज्ञान अत्यंत न्यून है।

पिछली शताब्दी में चिकित्सा-विज्ञान के क्षेत्र में जितनी महत्वपूर्ण प्रगति हुई है उसके कारण मानवता को सदियों से घेरे रखने वाली बीमारियों विशेषकर शारीरिक रोगों में काफी कमी आई है। बेहतर दवाओं और शल्य-क्रिया की पद्धतियों के कारण अत्यधिक संक्रामक रोगों का विनाश हुआ और अनेक चयापचयी विसंगतियों का नियंत्रण किया जा चुका है। किंतु ये सभी पद्धतियां नई तथा जीर्ण तनाव और मनोदैहिक रोगों के सामान्य कारणों के प्रति कम प्रभावी सिद्ध हुई हैं। हृदय धमनी रोग (coronary heart disease) एक ऐसी ही बीमारी है जो समाज के विभिन्न वर्गों में तीव्र गति से फैलने के कारण भारी चिंता का विषय है।

पारंपरिक चिकित्सा प्रणाली उपरोक्त प्रकार की असामान्य विकृतियों में लगभग असफल रहती हैं क्योंकि ये विकृतियाँ शारीरिक विज्ञान की असामान्यताओं से नहीं बल्कि जीवन-शैली व प्रवृत्तियों की देन होती हैं, जबकि पारंपरिक औषधियों द्वारा उपचार का दृष्टिकोण केवल शारीरिक होता है। आज के भाग-दौड़ भरे यांत्रिक जीवन के कारण अधिकांश व्यक्ति निरंतर बने रहने वाले तनाव के शिकार हो जाते हैं और यदि ऐसे व्यक्ति अधिकांश समय बैठे रहते हैं तथा स्वास्थ्य के लिए घातक तत्वों और खाद्य-पदार्थों में डूबे रहते हैं तो उनका स्वास्थ्य और भी अधिक कुप्रभावित हो जाता है। हृदय धमनी रोग (coronary heart diseases) समाज के

प्रत्येक वर्ग में बड़ी तेजी से पैर पसारता जा रहा है और वर्तमान शताब्दी में यह महामारी का रूप धारण कर सकता है। यह हृदय-रक्तवाहिकाओं की अपंगता के रोग एक आम कारण है।

हृदय रोग विकसित होने के खतरे के कारणों में सकारात्मक पारिवारिक इतिहास, उम्र, जन्मजात प्रवणता, असामान्य रक्त-वसाभ मात्रा, उच्च रक्तचाप, धूम्रपान, मध्यम से तीव्र तनाव की स्थिति और मधुमेह सम्मिलित होता है। मोटापा तथा शारीरिक गतिविधियों की कमी शेष महत्वपूर्ण कारणों में आती है। इस रोग की विकृत शरीर क्रिया में रक्तवाहिकाओं की गुहा में चकत्तों की संरचना शामिल रहती है। यह कोलेस्ट्रोल बनाने वाली संतृप्त वसा को ज्यादा मात्रा में खाने या असामान्य वसाभ चयापचय होने के कारण भी होता है। वसा से भरे इन चकत्तों के कारण वाहिकाएं आंशिक या पूर्ण रूप से अवरुद्ध हो जाती हैं जिसकी अंतिम परिणति हृतरोधगलन (Myocardial infarction) और तत्पश्चात अचानक मृत्यु में होती है। इस प्रकार की उग्र व घातक स्थिति से बचने के लिए प्रत्येक व्यक्ति को हृदय की मूल संरचना व कार्यों तथा हृदय-रोग होने के कारणों के बारे में जानकारी प्राप्त करना अति आवश्यक है।

योग एक प्राचीन विज्ञान है तथा भली प्रकार सिद्ध हो चुके वैज्ञानिक सिद्धांतों पर आधारित है। यह एक ऐसा विज्ञान है जो हमें यह सिखाता है कि अपने शरीर, मन व आत्मा के बीच किस प्रकार सम्पर्क बनाए। शरीर, मन व आत्मा की इसी त्रयी पर स्वास्थ्य की स्थिति निर्भर करती है। इसलिए इनमें से किसी एक के कार्यकारी असंतुलन से बीमारी की स्थिति उभर आती है तथा बीमारी की अवस्था को अच्छे स्वास्थ्य में बदलने के लिए इस त्रयी के आपसी संचार में पुनः संतुलन स्थापित करना पड़ता है। यह केवल योग व ध्यान के जरिए किया जा सकता है। इसके लिए सकारात्मक विचार तथा प्रवृत्ति भी जरूरी होती है और योग से ही इस सकारात्मकता को प्राप्त किया जा सकता है।

योग सम्मत जीवन-चर्या तथा खानपान ऐसे दो महत्वपूर्ण पक्ष हैं जो आंतरिक जैव रासायनिक समस्थिति के बिगड़ने से उत्पन्न अवांच्छित तनाव से सफलतापूर्वक राहत दिलाने में महत्वपूर्ण होते हैं। यही आंतरिक असंतुलन हृदय-रोग विभिन्न बीमारियों का मूल कारण होता है। इसलिए बीमारियों की उत्पत्ति के लिए उत्तरदायी कारणों का सफलतापूर्वक सामना करने हेतु व्यक्ति को कठोरता के साथ योग सम्मत खानपान के सिद्धांतों का पालन करना चाहिए। यौगिक जीवन-चर्या के आधारभूत सिद्धांतों को अपना कर स्वास्थ्य के साथ-साथ शारीरिक, मानसिक, भावनात्मक, बौद्धिक, सामाजिक एवं आध्यात्मिक पक्षों में एकीकरण स्थापित किया जा सकता है। इस प्रकार योग सम्मत जीवन-चर्या व खानपान से न केवल निरोगी काया और अच्छा स्वास्थ्य प्राप्त होता है बल्कि हृदय रोग सहित विभिन्न बीमारियों से मुक्ति भी मिलती है।

ध्यान पतंजलि के एकीकृत योगाभ्यास का एक अत्यंत महत्वपूर्ण अंग है। जबकि प्रेक्षा-ध्यान, ध्यान

की विभिन्न प्रणालियों में से एक है। इसकी पद्धति को सरलता से सीखा व किया जा सकता है। इसके आठों अंगों का संबंध शरीर की मूलभूत चयापचयी क्रिया, विभिन्न प्रणालियों के कार्यों, जैव ऊर्जा, हारमोन्स तथा एकाग्रता आदि से होता है। इन नियमों के नियमित अभ्यास का प्रभाव विभिन्न शारीरिक, जैव रासायनिक तथा तंत्रिका-अंत:स्राविक कार्यों पर देखा गया है। साधक की मानसिक व भावनात्मक स्थिति पर इसका प्रबल प्रभाव देखा गया है जिससे साधक की मनोवैज्ञानिक स्थिति में सुधार होने पर वह क्रोध, अहं, घृणा आदि पर विजय प्राप्त कर प्रसन्नता व शांति प्राप्त करता है।

पाठकों को प्रत्येक संबंधित जानकारी दिलाने के उद्देश्य से लिखी गई यह पुस्तक वाहिकाओं के हृदय-रोग से ग्रस्त रोगियों तथा जो स्वयं को इस रोग से सुरक्षित रखना चाहते हैं, उनके लिए एक प्रभावशाली नियम-पुस्तक का कार्य करेगी। पुस्तक को छ: खण्डों में विभाजित किया गया है। खण्ड-1 में मानवीय शरीर व हृदय की संरचना व कार्यों का वर्णन है खण्ड-2 में हृदय रोग की विकारी शरीर क्रिया (Pathophysiology of coronary heart diseases) की जानकारी, कारण तथा पारंपरिक देखभाल की पद्धतियों को बताया गया है। खण्ड-3 में तनाव तथा वाहिकाओं के हृदय-रोग के मध्य का संबंध और उसकी देखभाल का वर्णन किया गया है। खण्ड-4 में योग के सिद्धांत व उनका चिकित्सिय आधार तथा हृदय रोग की देखभाल से संबंधित विधियों का विशद् वर्णन है। खण्ड-5 में खानपान के प्रबंधन की विस्तृत जानकारी है, जब कि अंतिम, खण्ड-6 में **परिवर्तनशील यौगिक जीवन-चर्या मध्यस्थता कार्यक्रम** को बताया गया है। इसी खण्ड में योग के विभिन्न अंगों का प्रणालीगत ब्यौरा ऐसे व्यवस्थित रूप में दिया गया है कि पाठक उसका भली प्रकार पालन कर सकें तथा इस कार्यक्रम की प्रभावात्मकता के प्रमाण के रूप में किए गए प्रयोगात्मक शोध के परिणाम भी दिए गए हैं। अंत के परिशिष्ट भी संलग्न हैं जो आवश्यक सहायक जानकारी देंगे।

खण्ड-1

मानव शरीर तथा हृदय

अध्याय-1

अपने शरीर को जानिए

अपने शरीर को जानिए

1.1 मानव-मशीन

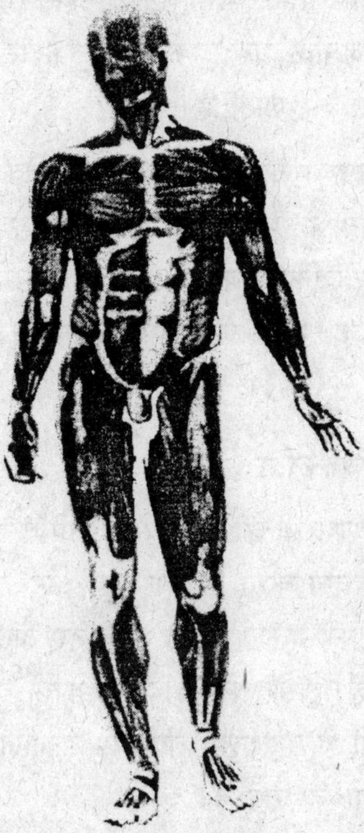

चित्र-1.1 मानव-मशीन

प्रकृति के समस्त चमत्कारों में मानव-मशीन आश्चर्यजनक रचना तो है ही, साथ ही सर्वाधिक लोमहर्षक भी।

कितने आश्चर्य की बात है! मानव वैसे तो जीवन भर अपने शरीर में क्षण-प्रतिक्षण निवास करता है, परन्तु वह अपने शरीर, उसके महत्वपूर्ण अंगों की संरचना, शरीर की प्रणालियों और उनके कार्यों के बारे में नाममात्र की जानकारी रखता है। जबकि उसे उसकी भली प्रकार सुरक्षा, रख-रखाव तथा विभिन्न रोगों व विसंगतियों से बचाव के लिए पर्याप्त जानकारी होनी चाहिए।

जिस प्रकार विभिन्न प्रकार की छोटी-बड़ी ईंटों, सीमेंट, चूने व लोहे आदि से किसी भवन का निर्माण होता है, ठीक वैसे ही हमारा शरीर भी कुछ ईंटों से निर्मित है, मगर ये ईंटें, भवन में प्रयोग ईंटों के विपरीत सजीव होती हैं। वैसे शरीर की तुलना किसी बड़े महानगर से भी की जा सकती है क्योंकि प्रांत जिस प्रकार विभिन्न विभागों में विभाजित होता है और प्रत्येक विभाग स्वतंत्रतापूर्वक अपने-अपने कार्यों को सम्पादित करता है। ठीक वैसे ही हमारा शरीर भी अलग-अलग अंगों से निर्मित है तथा वे सभी मिलजुल कर टीम भावना से पूर्ण तालमेल के साथ अपने-अपने कार्यों का निर्वाह करते हैं। शरीर की भिन्न-भिन्न प्रणालियों व उनके कार्यों को संक्षिप्त रूप में दिया जा रहा है।

1.2 कोशिका या कोष

कोशिकाएं हमारे शरीर की ऐसी सूक्ष्मतम संयुक्त ईकाईयां होती हैं जिन्हें केवल नग्न नेत्रों से नहीं देखा जा सकता है।

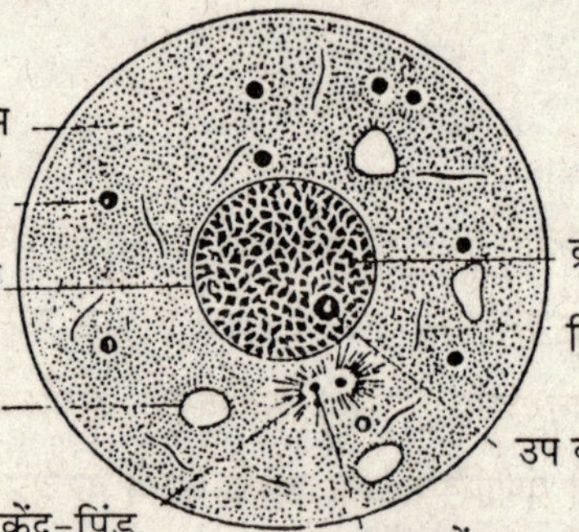

चित्र-1.2 कोशिका की सूक्ष्मदर्शी संरचना

कोशिका को प्राय: जीवन का मूल तत्व कहा जाता है तथा इसकी सीमाओं के अंदर हजारों प्रकार की रासायनिक प्रतिक्रियाएं होती रहती हैं। प्रत्येक कोशिका एक महीन कोशिका झिल्ली से आवृत होती है तथा उसके मध्य में भी स्वयं की झिल्ली से घिरा एक केंद्रक होता है। यह एक ऐसा नियंत्रण केंद्र होता है जिसके बगैर हमारा अस्तित्व संभव नहीं है। केंद्रक जैसा कि नाम से स्पष्ट है, एक महत्वपूर्ण संरचना होती है तथा प्रत्येक केंद्रक में डी.एन.ए. के नाम से जानी जाने वाली संपूर्ण आनुवंशिक सूचना निहित रहती है। कोशिका को कार्य करने के लिए अत्यधिक ऊर्जा की आवश्यकता पड़ती है जिसका उत्पादन सैकड़ों माईटोकोंड्रिया नामक अति सूक्ष्म ऊर्जा केंद्र (पावर हाउस) करते हैं।

जीवन के ये सूक्ष्म खंड स्वयं में आनुवंशिकता के दूत 'जीन्स' को समेटे रहते हैं तथा ये क्रोमोसोम नामक लंबी-पतली कड़ियों में गूंथे होते हैं। प्रत्येक मानवीय कोशिका में 46 (23 जोड़े) क्रोमोसोम होते हैं। डी.एन.ए. सभी कोशिकाओं का नियंत्रक होता है जो कि उनके घटकों को आदेश दे कर, उनका नियंत्रण करता है, बताता है कि उन्हें क्या बनाना है, क्या प्राप्त करना है और किससे बचाव करना है। इनकी तुलना किसी भी वास्तुकार से की जा सकती है जो कि किसी भवन का डिजायन व योजना बनाकर उसका नक्शा बनाता है। जबकि वास्तविक रचना ठेकेदार अर्थात् आर.एन.ए. द्वारा की जाती है।

संक्षेप में कोशिकाएं जन्म से लेकर मृत्यु तक प्रत्येक कार्य में भाग लेती हैं तथा यह एक महान आश्चर्य है कि किस प्रकार लगभग 600 खरब कोशिकाएं समरसता के साथ मिल कर अपना-अपना कार्य करती हैं।

1.3 अंग-तंत्र

कोशिकाओं की ईकाईयों से निर्मित ऊतक विभिन्न अंगों की रचना करते हैं तथा कुछ अंग एक-दूसरे के साथ मिल कर एक ही काम करते हुए अंतत: एक तंत्र बन जाते हैं। शरीर के महत्वपूर्ण कार्यों को सम्पादित करने वाली कुछ विशेष तंत्रों या प्रणालियों का यहां वर्णन किया जा रहा है।

1.4 कंकाल-तंत्र

यह शरीर को आधार व मूलभूत ढांचा प्रदान करती है जिसमें अस्थि, उपास्थि या योजक ऊतक आते हैं जो कि इन सभी को आपस में बांधे रखते हैं। यह

शरीर के महत्वपूर्ण किंतु असुरक्षित अंगों की रक्षा करता है। औसत ऊंचाई व वजन वाले एक वयस्क व्यक्ति में लगभग 206 अस्थियां होती हैं जो कि मांसपेशियों व ऊतकों के साथ सामंजस्य पूर्वक कार्य करती हुई अंगों का नियंत्रण, उनको आश्रय तथा गतिशीलता प्रदान करती हैं। इसी कारण व्यक्ति उछल-कूद तथा अन्य गतिविधियाँ कर पाता है।

1.5 मांसपेशिय-तंत्र

इस प्रणाली में कंकाल पेशियां तथा कोमल मांसपेशियां आती हैं जो हड्डियों के साथ मिल कर कार्य करती हुई शरीर को सहारा देती हैं तथा विभिन्न अंगों में गति पैदा करती हैं। यह सभी शारीरिक कार्यों के लिए उत्तरदायी होती हैं।

1.6 त्वचा

त्वचा हमारे शरीर व पर्यावरण के मध्य की यांत्रिक व रासायनिक सीमा है जो कि शरीर की कीटाणुओं से रक्षा करती है, चोटों से आंतरिक ऊतकों का बचाव करती है तथा सूर्य की परा-बैंगनी किरणों के विकिरण से संरक्षण देती है। यह शरीर में जल की कमी भी नहीं होने देती तथा सर्दियों में ऊष्मा को बनाए रखती है। जबकि ग्रीष्मकाल में अत्यधिक ताप का त्याग कर शरीर को तापमान का नियमन करने में सहायता प्रदान करती है।

1.7 पाचन-तंत्र

इसका संबंध भोजन के ग्रहण करने, उसको विभाजित कर पचाने तथा अवशिष्ट पदार्थों के निष्कासन से होता है। पाचन कार्य से जुड़े महत्वपूर्ण अंग हैं - मुख, दाँत, अन्न-नली, उदर (जहां पर भोजन का

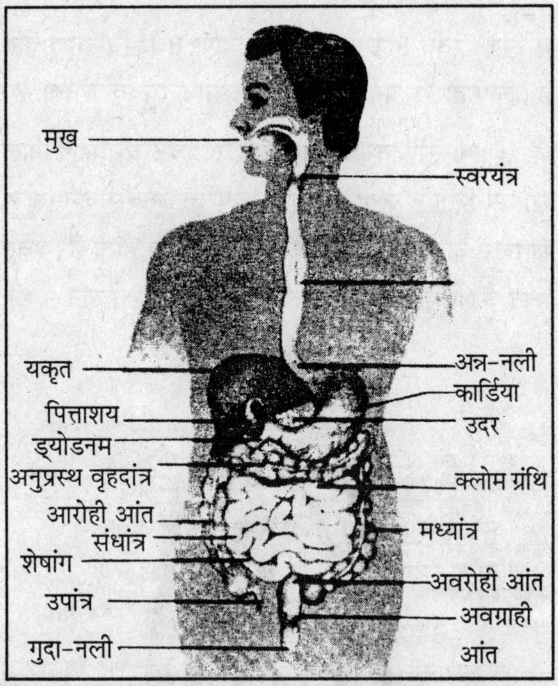

चित्र-1.3 पाचन प्रणाली

विघटन हो, उसमें पाचक रस मिलते हैं), ड्योडनम, छोटी आंत (7 मीटर, गोल, मुड़ी)। इसमें भोजन के घटक व पोषक तत्व रक्त-प्रवाह में मिलते हैं। बड़ी आंत अवशिष्ट पदार्थों को संग्रहित कर, बाद में मलद्वार द्वारा बाहर कर देती है। क्लोम ग्रंथि, यकृत व पित्ताशय पाचन प्रणाली के अन्य महत्वपूर्ण अंग हैं।

1.8 परिभ्रमण-तंत्र

इसे रक्त परिवहन तंत्र भी कहते हैं। यह प्रणाली कोशिकाओं को पोषक तत्वों व आक्सीजन की आपूर्ति करती है तथा उनके अवशिष्ट पदार्थों को बहा ले जाती है। दिन-रात बिना रुके लगभग 5 लीटर रक्त सारे शरीर में प्रवाहित होता रहता है। हृदय रक्त को विभिन्न धमनियों-शिराओं तथा कोशिकाओं (सूक्ष्म रक्त वाहिकाओं) द्वारा समूचे शरीर की प्रत्येक कोशिका तक भेजता है। रक्त

में लाल रक्त कण, श्वेत रक्त कण तथा बिम्बाणु होते हैं। फेफड़ों में यह शुद्ध व आक्सीजनयुक्त बनता है।

आक्सीजनयुक्त धमनियों का रक्त चमकीले लाल रंग का होता है जबकि इसके विपरीत आक्सीजन-शून्य शिराओं का रक्त नीली-बैंगनी आभा का होता है। श्वेत रक्त कणों में लौह की कुल मात्रा लगभग केवल 3 ग्रा.

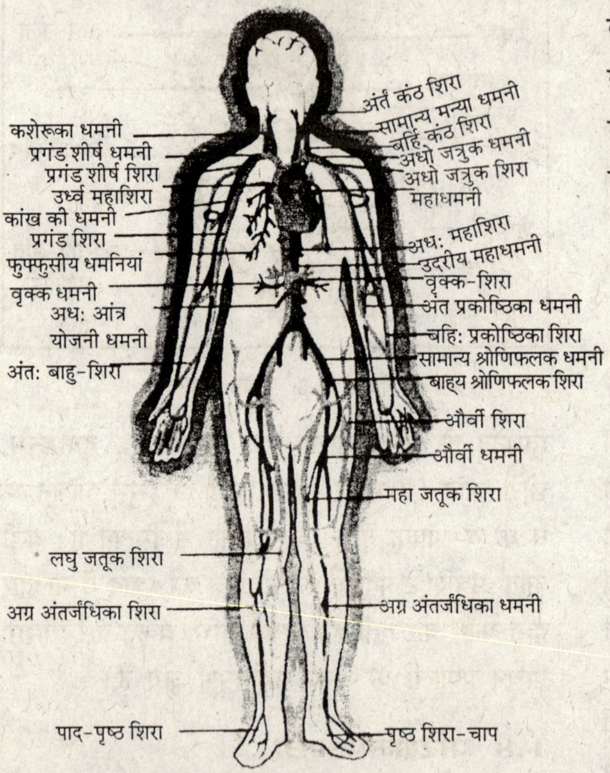

चित्र-1.4 पारिभ्रमण प्रणाली

होती है। इन श्वेत कणों को शरीर का प्रहरी (सैनिक) कहा जाता है जो मृत्यु पर्यंत तक शरीर की सुरक्षा करते हैं एवं सभी प्रकार के बाहरी शत्रुओं से संघर्ष करते हैं। बिम्बाणु रक्त का थक्का बनाने वाली कोशिकाएं होती हैं तथा रक्तक्षय को रोकने वाले से रचना तंत्र में मुख्य कड़ी होते हैं।

1.9 श्वसन-तंत्र

यह प्रणाली शरीर में आक्सीजन का प्रसार करती है तथा अशुद्ध वायु कार्बन डायआक्साइड का निष्कासन करती है। कोई भी व्यक्ति भोजन के बिना काफी लंबे समय तक, जल के बिना सप्ताह भर तक जीवित रह सकता है, किंतु आक्सीजन के बिना केवल कुछ क्षणों तक ही जीवित रह सकता है। रक्त शरीर में भ्रमण करता हुआ आक्सीजन की आपूर्ति करता है तथा अशुद्ध रक्त को शुद्ध आक्सीजन युक्त बनाने के लिए उसे पुन: फेफड़ों में लाता है।

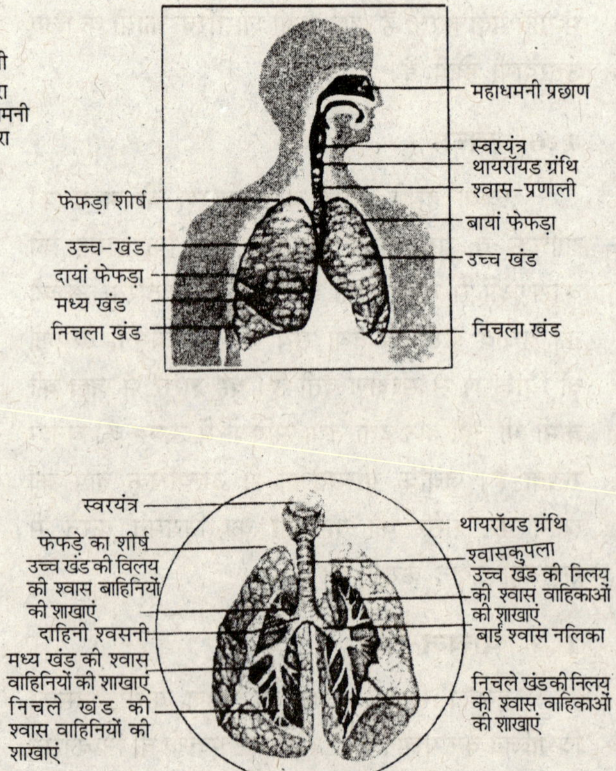

चित्र-1.5 श्वसन प्रणाली

श्वसन प्रणाली के अंतर्गत नासिका, स्वरयंत्र, ग्रसनी, श्वास-प्रणाल, दो श्वास नलिकाएं तथा सूक्ष्म श्वास नलिकाएं आती हैं तथा ये शाखा-उपशाखाओं में इस प्रकार व्यवस्थित होती है कि वे उल्टे वृक्ष जैसी दिखाई देती है। श्वसन नलियां तथा वायु कोष्ठिका कहे जाने वाली वायु की सूक्ष्म थैलियों में वायुओं की अदला-बदली होती है। सूक्ष्म वायु नलिकाएं तथा वायु कोष्ठिकाएं फेफड़ों का निर्माण करती हैं।

वैसे तो फेफड़ों की कुल वायु क्षमता लगभग 5 लीटर होती है किंतु हम सामान्यत: 0.5 लीटर वायु ही सांस में ले पाते हैं। फेफड़ों में पहुंची वायु की इतनी अल्प मात्रा हमारे शरीर पर बुरा प्रभाव डालती है जब कि समुचित मुद्राओं व प्राणायाम द्वारा इस महत्वपूर्ण जीवन तत्व को भरपूर मात्रा में ग्रहण किया जा सकता है। योग की वैज्ञानिक श्वसन क्रिया को अपनाकर इस मात्रा को और भी बढ़ाया जा सकता है। इसी प्रकार हम प्रति मिनिट 15-16 बार सांस लेते हैं जबकि प्रत्येक सांस की अवधि को बढ़ा कर इसे कम किया जा सकता है।

1.10 उत्सर्जन-तंत्र

शरीर को स्वच्छ रखने के लिए अवशिष्ट पदार्थों का भली प्रकार निष्कासन अत्यंत आवश्यक होता है। यह प्रणाली शरीर की सभी कोशिकाओं के अवशिष्ट पदार्थों के निष्कासन का कार्य करती है। फेफड़े, त्वचा (श्वेद ग्रंथियां), बड़ी आंत तथा गुर्दे इस तंत्र के मुख्य अंग हैं।

1.11 स्नायु (तंत्रिका) तंत्र

स्नायु प्रणाली मानव-शरीर की संप्रेषण की एक उच्च स्तरीय एवं विकसित प्रणाली है जो कि सभी प्रणालियों के कार्यों में तालमेल व नियंत्रण का मार्ग सम्पादित करती है। इसके कार्य न करने की अवस्था में शरीर के सभी क्रियाकलाप ठप हो जाएंगे तथा व्यक्ति पलक भी नहीं झपका पाएगा। अन्य कार्यों का तो प्रश्न ही नहीं उठता। इस स्नायु-प्रणाली के केंद्रीय स्नायु प्रणाली, परिसीमीय स्नायु प्रणाली तथा स्वशासी स्नायु-प्रणाली, ये तीन मुख्य भाग हैं। स्वशासी स्नायु प्रणाली का संबंध श्वसन, पाचन, रक्त-प्रवाह तथा निष्कासन जैसी आंतरिक क्रियाओं से होता है।

मस्तिष्क केंद्रीय स्नायु प्रणाली का सर्वाधिक जटिल एवं महत्वपूर्ण भाग है तथा यह चेतना, विचार, स्मरणशक्ति, रचनात्मकता, वाणी, दृष्टि, श्रवण शक्ति, सूंघने की शक्ति, अंत:स्रावी ग्रंथियों के स्राव के नियंत्रण तथा स्वायत्त कार्यों का केंद्र बिंदु होता है। मेरुदंड मस्तिष्क का ही विस्तार होता है तथा उससे निकलने वाली मेरु-स्नायु कंकाल की मांसपेशियों का नियंत्रण करती हैं।

1.12 ज्ञानेंद्रियां

इनके अंतर्गत नेत्र, कान, नासिका, मुख तथा समूची त्वचा की सतह के साथ पर्यावरण से उपयोगी सूचनाओं को एकत्र कर मस्तिष्क को भेजने वाले संग्राहक आते हैं। इन्हें ही श्रवणेंद्रिय, दृष्टि-इंद्रिय, घ्राणेंद्रिय, रसना तथा स्पर्शेंद्रिय कहते हैं। नेत्र यांत्रिक कैमरे की

भांति दृश्यात्मक वस्तुओं के बारे में जानकारी भेजते हैं। साथ ही प्रकाश, रंग व रंग की आभाओं को पहचानने के साथ- साथ चित्त व भावनाओं को भी प्रकट करते हैं। कान में दो अंगों का समायोजन होता है तथा ये सुनने के अतिरिक्त ध्वनि-बोध और तालमेल के केंद्र के रूप में कार्य करते हैं। नाक गंध को पहचानने की इंद्रिय का कार्य करती, खतरे की सूचना भी देती है। जिव्हा पर पाई जाने वाली स्वाद कलिकायें लार में घुले रासायनिक तत्वों की पहचान करती है। स्पर्श-तंत्रिकाओं की उत्तेजना के फलस्वरूप हमें स्पर्श की अनुभूति होती है तथा हमें वस्तु के रूप व आकार, गर्म या शीतल होने तथा शरीर के लिए लाभकारी है या हानिकारक, इन सभी बातों का बोध होता है।

मस्तिष्क इन सभी ज्ञानेंद्रियों का नियंत्रक होता है तथा भिन्न-भिन्न प्रकार के संग्राहकों के माध्यम से अनुभव करता है। वैसे तो इन सभी इंद्रियों का तब तक कोई महत्व नहीं होता जब तक कि संवेदी रश्मियां मस्तिष्क तक नहीं पहुंचती हैं। इस प्रकार हम अनुभूतियों का बोध मस्तिष्क में करते हैं। संक्षेप में हमारी आँखें नहीं देखती बल्कि उनके द्वारा हमारा मस्तिष्क देखता है और यही बात प्रत्येक इंद्रिय पर समान रूप से लागू होती है।

1.13 अन्तःस्रावी-तंत्र

इसके अन्तर्गत कुछ विशिष्ट अन्तःस्रावी ग्रन्थियां आती हैं, जो विशिष्ट रासायनिक पदार्थों (हार्मोन्स) का स्राव करती हैं। ये पदार्थ (हार्मोन्स) कोशिकाओं एवं अंगों को प्रभावित कर उनके कार्यों का नियन्त्रण एवं उनमें समन्वयन स्थापित करते हैं। इनमें से मुख्य ग्रन्थियां हैं - पीनियल बाडी, पिट्यूटरी, थॉयरायड, पैराथॉयरायड, थायमस, एड्रीनल, जनद तथा पैन्क्रियाज। पैन्क्रियाज इन्सुलिन का स्राव करता है जो ग्लूकोज को ग्लायकोजन में परिवर्तित करता है जिससे शरीर में ग्लूकोज का स्तर अनुकूल बना रहता है। इन ग्रन्थियों द्वारा अनेक हार्मोन्स स्रावित होते हैं जो कि व्यक्ति के स्वभाव एवं प्रकृति का निर्माण करते हैं।

1.14 प्रजनन-तंत्र

यह तंत्र जातियों की निरन्तरता बनाये रखने के लिए आवश्यक होता है। पुरुष जनन तंत्र से शुक्राणु एवं स्त्री जनन तंत्र से अण्डाणु बनते हैं और जब निषेचन होता है तो ये दोनों मिलकर एक नयी कोशिका का निर्माण करते हैं। यही नयी कोशिका विभाजित होकर एक समग्र मनुष्य के रूप में विकसित होती है।

अध्याय-2

अपने हृदय को जानिए

अपने हृदय को जानिए

2.1 परिचय

हृदय एक अत्यंत सक्षम एवं महत्वपूर्ण यंत्र (अंग) है और यह मानव-जीवन में एक अहम भूमिका अदा करता है। यदि कोई हृदय कार्य करना बंद कर दे या यदि संसार के सभी हृदय संगठन बना कर कुछ मिनिटों के लिए हड़ताल पर चले जाएं तो सभी शरीर कार्य करना बंद कर देंगे और कोई भी व्यक्ति जीवित नहीं बच पाएगा तथा समूची पृथ्वी मृत शरीरों के ढेर बन जाएगी। जैसी की आशा की जाती है, सभी हृदय सामान्य रूप से कार्य करते हैं किंतु कुछ हृदय विपरीत रूप से प्रतिक्रिया करते हैं। ऐसे कौन-कौन से कारण हैं जो उन्हें शरीर की अपेक्षाओं के प्रति विरक्त बना कर असामान्य क्रिया करवाते हैं? इसके लिए किसे दोष दिया जाए? स्वयं हृदय को, जीन्स को, उस पर्यावरण को जिसमें वह रहता है, स्वास्थ्य की आधुनिक प्रणाली अथवा वह भोजन या औषधियों को जो प्रतिदिन मनुष्य ग्रहण करता है या फिर अनुचित पोषण और शिक्षा को - ये कुछ ऐसे मूलभूत प्रश्न हैं जिनके लिए हृदय की क्रिया विधियों को टटोलना पड़ेगा।

2.2 हृदय की संरचना

मानव का हृदय एक छोटा सा मांसपेशिय अंग होता है। यह वक्षस्थल के मध्य में जरा सा बाईं ओर को स्थित होता है। इस का आकार बंद मुट्ठी जैसा होता है तथा वजन लगभग 350 ग्राम। चूंकि यह शरीर का एक महत्वपूर्ण व कोमल अंग होता है इसलिए आगे की ओर से यह पसलियों द्वारा सुरक्षित रहता है। शरीर के सभी महत्वपूर्ण अंगों में हृदय को सर्वोच्च प्राथमिकता इस कारण दी जाती है क्योंकि यह समूचे शरीर के रचनातंत्र को रक्त, आक्सीजन एवं अन्य पोषक तत्वों की आपूर्ति का महत्वपूर्ण कार्य करता है।

यह एक ऐसे पंप के रूप में कार्य करता है जो जीवन के 70-75 वर्षों तक बिना किसी रुकावट के, बिना थके दिन-रात निरन्तर अपना कार्य सम्पादित करता रहता है।

2.3 हृदय : एक चमत्कारिक पंप

यदि कोई सेल्समैन आपको एक ऐसा चमत्कारिक पंप दिखाए जो आपकी फैक्टरी को चालू रखने के लिए 700 करोड़ लीटर तरल को पंप कर सकता हो तो

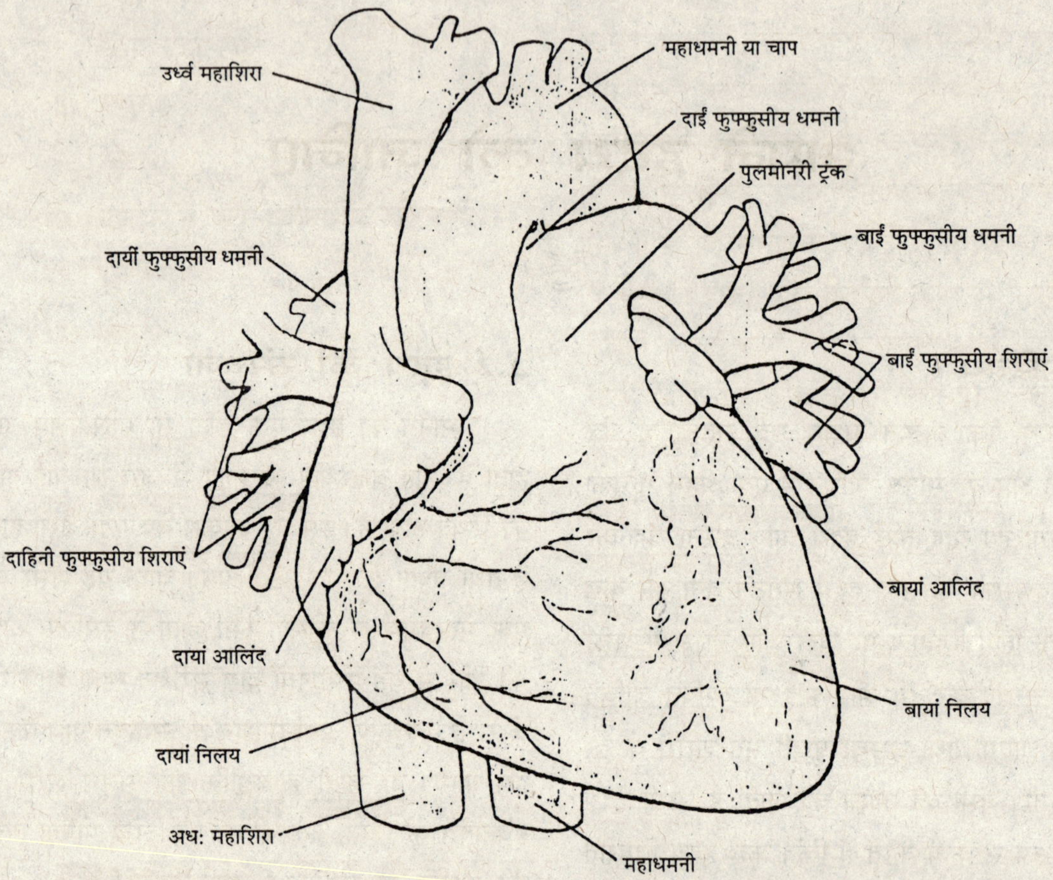

चित्र-2.1 हृदय की बाहरी संरचना

संभवत: आपको विश्वास नहीं होगा। किंतु मानव-हृदय एक ऐसा चमत्कारिक पंप है जो प्रतिदिन लगभग एक लाख कि०मी० तक रक्त को प्रवाहित करता है।

हृदय आंतरिक रूप से चार कक्षों में विभाजित रहता है। दाएं, दोनों कक्षों में अशुद्ध रक्त रहता है जबकि दोनों बाएं कक्षों में शुद्ध रक्त। ये दाएं-बाएं कक्ष एक पटल द्वारा विभाजित रहते हैं जिस कारण एक ओर का रक्त दूसरी ओर जाकर वहां के रक्त में मिश्रित नहीं हो पाता। इतना ही नहीं हृदय में चार प्रमुख वाल्व भी होते हैं जो रक्त को केवल एक ही दिशा में आगे बढ़ने देते हैं।

2.4 रक्त-परिभ्रमण

रक्त जीवन का सार है तथा यह शरीर में सतत प्रवाहित होता हुआ प्रत्येक कोशिका/ऊतक तक ऊर्जा, हारमोन्स, रसायनों व पोषक तत्वों को पहुंचाता है तथा कोशिकाओं को जीवित रखने के लिए अवशिष्ट पदार्थों को निष्कासित करता है। परिवहन के इसी कार्य को

रक्त परिभ्रमण कहा जाता है। हृदय ही रक्त को आगे प्रवाहित करता है। उसकी प्रत्येक संकुचन, प्रसार या धड़कन के साथ रक्त की विशेष मात्रा धमनियों, छोटी धमनियों तथा केशिकाओं, ऊतकों व केशिका के जरिए रक्त-प्रवाह में जा मिलता है।

हृदय की पेशी जब संकुचित होती है तो संबंधित कक्ष भी सिकुड़ जाता है जिसके परिणामस्वरूप गव्हरों में दबाव बढ़ जाता है तथा रक्त उस दिशा में आगे बढ़ जाता है जहां दबाव कम होता है। हृदय के कपाटों के कारण ही रक्त प्रवाह एकतरफा होता है। हृदय का बायां निलय जब उच्च दबाव के कारण रक्त को आगे धकेलता है तो रक्त धमनियों व कोशिकाओं से गुजरता केशिकाओं और ऊतकों को आक्सीजन व पोषक तत्वों की आपूर्ति करता है और वहां से अवशिष्ट पदार्थों को निष्कासित करता है।

अशुद्धि युक्त रक्त अब शिराओं के माध्यम से हृदय में लौटकर उसके दक्षिणी अलिंद में प्रवेश कर दक्षिणी निलय में आ जाता है। अब यह विपरीत मार्ग अपनाता है, मतलब पहले कोशिकाएं, ऊतक, केशिकाएं, छोटी धमनियां और फिर धमनियां। इसके पश्चात् रक्त फुफ्फुसीय शिराओं के जरिए बाएं अलिंद में आ जाता है जो उसे आगे बाएं निलय में भेज देता है। इस प्रकार यह चक्र पूर्ण हो जाता है। यहां ध्यान देने योग्य बात यह है कि दोनों निलय एक साथ सक्रिय रहते हैं और बाद में दोनों अलिंद भी।

जैसा कि पहले बताया जा चुका है हृदय वास्तव में दोहरी क्रिया करने वाला पंप है। एक तरफ यह रक्त को फेफड़ों में भेजता है तो दूसरी ओर शरीर में। पहला छोटा चक्कर होता है जो हृदय को फेफड़ों से और शुद्धिकरण के बाद पुनः हृदय से जोड़ता है जब कि दूसरा लंबा शाखाओं वाला चक्कर होता है। हृदय से शाखाएं शरीर के प्रत्येक अंग को रक्त की आपूर्ति करती हैं और पुनः मिल कर रक्त को वापस हृदय में लाती हैं। ये दोनों परिपथ हृदय से प्रारंभ होकर हृदय में ही खत्म होते हैं और बीच में रक्त कहीं भी मिश्रित नहीं होता है।

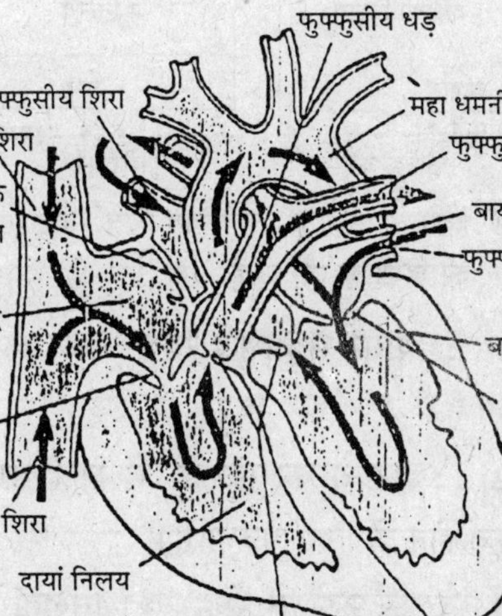

चित्र-2.2 हृदय आरेखित खंड। तीर रक्त प्रवाह की दिशा के सूचक हैं।

2.5 हृदय के चार कक्ष

हृदय में चार कक्ष होते हैं, दो दाहिनी ओर तथा दो बायीं ओर। ऊपरी कक्षों को अलिंद तथा निचले कक्षों को निलय कहते हैं। दक्षिणी अलिंद व निलय का सम्बन्ध अशुद्ध रक्त से होता है जबकि बाएं आलिंद और निलय में शुद्ध, आक्सीजनयुक्त रक्त रहता है।

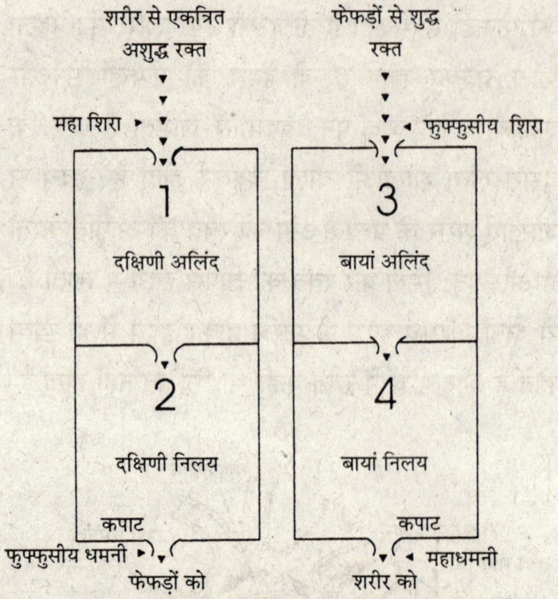

चित्र–2.3 हृदय के कक्षों का आरेखित चित्र। तीर रक्त–प्रवाह की दिशा के द्यौतक हैं।

कक्ष-1 : शरीर से अशुद्ध रक्त आकर कक्ष–2 में भेजा जाता है।

कक्ष-2 : रक्त को फेफड़ों में शुद्धीकरण तथा आक्सीकृत होने के लिए भेजता है।

कक्ष-3 : फेफड़ों से शुद्ध रक्त मिलता है जिसे कक्ष–4 में भेजा जाता है।

कक्ष-4 : सर्वाधिक शक्तिशाली व उपयोगी कक्ष। यह महाधमनी के जरिए शुद्ध रक्त को हृदय सहित संपूर्ण शरीर में भेजता है।

2.6 चार प्रमुख हृद-कपाट

हृदय में चार मुख्य कपाट कार्य करते हैं। अलिंद व निलय कक्षों के मध्य के कपाट को अलिंद निलय कपाट तथा निलयों और प्रमुख धमनियों के कपाटों को धमनीय कपाट कहा जाता है।

1. **त्रिक्रपर्दी कपाट :** यह दक्षिणी अलिंद व दक्षिणी निलय के मध्य स्थित होता है तथा रक्त को दक्षिणी निलय की ओर प्रवाहित होने देता है।
2. **द्विपर्दी कपाट :** यह बाएं अलिंद और बाएं निलय के बीच में रहता है और रक्त को बाएं निलय में प्रवाहित होने देता है।
3. **फुफ्फुसीय कपाट :** दक्षिणी निलय व फुफ्फुसीय धमनी के मध्य स्थित यह कपाट रक्त को फुफ्फुस क्षेत्र की ओर प्रवाहित होने देता है।
4. **महाधमनी का वॉल्व :** बाएं निलय तथा महाधमनी के मध्य स्थित यह कपाट रक्त को महा धमनी और शरीर की ओर प्रवाहित होने देता है।

(ये सभी कपाट रक्त को केवल एक ही दिशा में प्रवाहित होने देते हैं तथा रक्त इनसे निकल कर वापस नहीं लौट सकता है)।

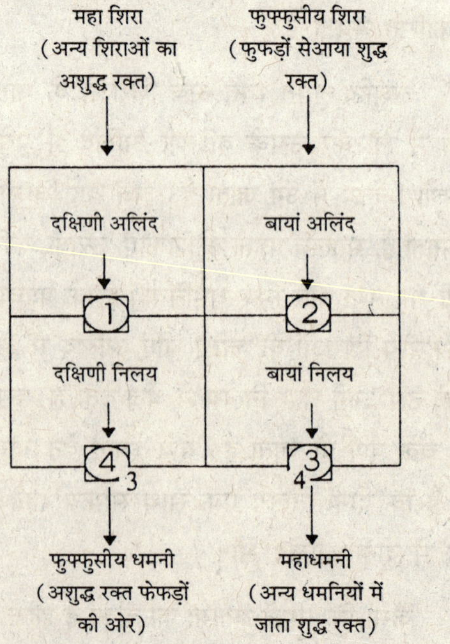

चित्र–2.4 हृदय कपाट कक्षों का रेखाचित्र।

हृदय का आंतरिक रक्त-प्रवाह चक्र

रक्त-प्रवाह केवल एक तरफा होता है तथा हृदय बिना रुके यहां तक कि निद्रावस्था में भी कार्य करता रहता है।

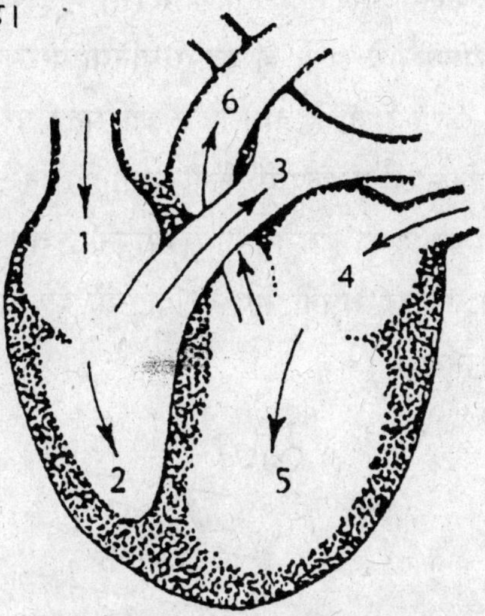

चित्र-2.5 हृदय के अंदर रक्त का भ्रमण।

1. महाशिरा से अशुद्ध रक्त दक्षिणी अलिंद में प्रवेश करता है।
2. दक्षिणी अलिंद से (1) अशुद्ध रक्त दक्षिणी निलय में जाता है।
3. फुफ्फुसीय धमनी के जरिए अशुद्ध रक्त फेफड़ों में पहुंचता है।
4. फुफ्फुसीय शिरा के द्वारा शुद्ध रक्त बाएं अलिंद में आता है।
5. बाएं अलिंद से शुद्ध रक्त बाएं निलय में प्रवेश करता है।
6. महाधमनी शुद्ध रक्त को संपूर्ण शरीर में ले जाती है।

2.7 रक्त वाहिकाएं - धमनियां, शिराएं, केशिकाएं

मानव शरीर में रक्त धमनियों, शिराओं एवं केशिकाओं नामक रक्त वाहिकाओं के जरिए प्रवाहित होता है तथा इन रक्तवाहिकाओं की लंबाई लगभग 1 लाख कि.मी. से ज्यादा होती है। इन वाहिकाओं का परस्पर जुड़ा जाल शरीर के प्रत्येक कोश तक फैला होता है। रक्त को हृदय से समस्त शरीर में ले जाने वाली वाहिकाओं को धमनियां कहा जाता है, जबकि इसके विपरीत शरीर से हृदय में रक्त लाने वाली वाहिकाओं को शिराएं कहा जाता है।

हृदय के कक्षों से आक्सीजनयुक्त रक्त बाएं निलय से निकलने वाली महाधमनी के माध्यम से आता है तथा यह महाधमनी शीघ्र ही दो शाखाओं में विभक्त हो जाती है जिसमें से एक शाखा हृदय तथा दूसरी नीचे की ओर धड़ व अन्य अंगों की ओर जाती है। महाध ामनी पहले धमनियों फिर लघु धमनियों और फिर पतली दीवारों वाली केशिकाओं में विभक्त होती जाती है। ये केशिकाएं इतनी सूक्ष्म होती हैं (0.0006 एम. एम. व्यास) कि लाल रक्त कणों को भी इससे एक-एक कर गुजरना पड़ता है।

रक्त द्वारा लाई जाने वाली आक्सीजन, खाद्य-सामग्री व हारमोन्स कोशों में चले जाते हैं जबकि अवशिष्ट पदार्थ रक्त में मिल कर शरीर से बाहर निकल जाता है। यह अदला-बदली इतनी त्वरित होती है कि रक्त की प्रत्येक मात्रा कुछ सेकेंड के लिए ही किसी विशेष कोशिका में रह पाती है।

2.8 फुफ्फुसीय शिराएं एवं धमनियां

ये दोनों रक्तवाहिकाएं हृदय एवं फेफड़ों को जोड़ने वाले मुख्य मार्ग हैं। फुफ्फुसीय धमनी हृदय से

अशुद्ध रक्त को शुद्ध होने के लिए फेफड़ों तक ले जाती है जब कि फुफ्फुसीय शिराएं फेफड़ों में शुद्ध हुए रक्त को हृदय में लाती हैं।

महाशिरा ऐसी सबसे बड़ी धमनी है जो संपूर्ण शरीर के अशुद्ध रक्त को दाएं अलिंद में पहुंचाती है। इसका यह कार्य दो तरफ होता है। एक तरफ यह शरीर के ऊपरी भाग के तथा दूसरी तरफ निचले भाग के अशुद्ध रक्त को लाती है।

2. महाधमनी

यह शरीर की सबसे बड़ी धमनी होती है तथा इसमें बाएं निलय से रक्त आता है जो कि लघु-धमनियों व केशिकाओं से गुजरता हुआ शरीर के प्रत्येक भाग में पहुंचता है। महा धमनी से ही निकलने वाली परिहृद-धमनियां हृदय को पोषक तत्वों की आपूर्ति करती है।

2.10 हृदय एवं परिहृद धमनियों का पोषण

जैसा कि पहले वर्णित किया जा चुका है कि हृदय सतत रूप से कार्य करता हुआ शरीर के प्रत्येक कोश तक रक्त पहुंचाने का महत्वपूर्ण कार्य करता है। इस कार्य के लिए उसे आक्सीजन व ग्लूकोज जैसे पोषक तत्वों की आवश्यकता पड़ती है। वैसे तो हृदय रोजाना लाखों लीटर रक्त पम्प करता है लेकिन यह भी विचित्र तथ्य है कि वह इसका एक बूंद भी स्वयं के लिए इस्तेमाल नहीं करता है। वह तो एक ईमानदार कैशियर की भांति स्वयं को पोषण के लिए खुद के ही भाग परिहृद-धमनियों पर निर्भर करता है।

महा धमनी से दाईं व बाईं ये दो परिहृद-धमनियां निकलती हैं तथा बाईं धमनी ठीक अपने उद्गम के बाद दो शाखाओं में विभक्त हो जाती है - (i) बाईं बाह्य अवरोही धमनी तथा (ii) बाईं परिवेष्टित परिहृद धमनी। ये सभी परिहृद-धमनियां परस्पर एक-दूसरे से जुड़ी रहती हैं तथा हृदय की सतह पर छोटी-छोटी वाहिकाओं के रूप में फैली रहती हैं। इन धमनियों में किसी प्रकार का अवरोध या संकरापन उच्च रक्तचाप, एंजाइना, परिहृद धमनी रोग व दिल के दौरे का मुख्य कारण बनता है।

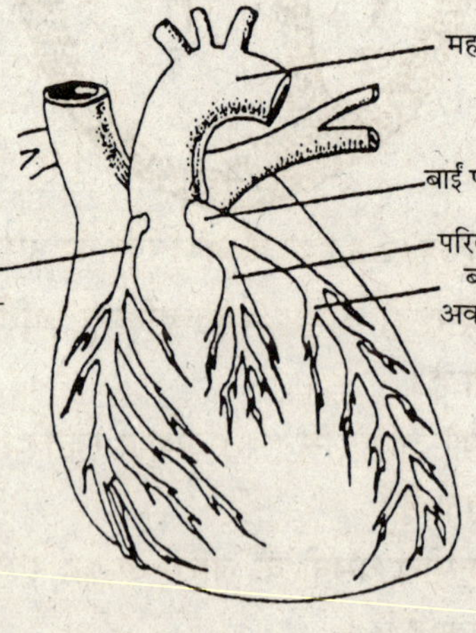

चित्र-2.6 परिहृद धमनियाँ

2.11 हृद-निकास

प्रति मिनिट 70-72 की औसत से हृदय-धड़कन के साथ लगभग 5 लीटर रक्त हृदय से निर्गत होता है। मतलब कि मात्र एक मिनिट की अवधि में शरीर का समूचा रक्त हृदय से होकर गुजरता है। किंतु अत्यधिक शरीरिक श्रम या मानसिक तनाव के समय यह निर्गत पांच-गुना या इससे भी ज्यादा बढ़ सकता है।

किसी भी वयस्क में औसत रूप से 4.5 से 5 लीटर रक्त होता है तथा यह अंदाजा लगाया गया है कि किसी भी व्यक्ति के जीवन में लगभग 50 करोड़ लीटर रक्त संचरित या प्रवाहित होता है। सामान्यत: इसका 28% भाग यकृत, गुर्दों को 24% तथा मांसपेशियों को 15% मिलता है। मस्तिष्क इसका 14% भाग व हृदय 5% भाग का उपभोग करता है जब कि शेष मात्रा का शरीर के शेष भागों द्वारा उपभोग किया जाता है।

2.12 रक्त-प्रवाह तथा रक्त का संगठन

रक्त शरीर के अन्दर एक ऐसा वाहन है जो शरीर के प्रत्येक कोश घ ऊतक को जीवित और हृष्ट-पुष्ट रखने के लिए आक्सीजन, शर्करा, वसाएं, एमिनो एसिड्स, जल, खनिज लवण व हारमोन्स आदि को पहुंचाता है तथा इसी के साथ कार्बन-डाइआक्साइड तथा अन्य अवशिष्ट तत्वों को फेफड़ों व गुर्दों द्वारा शरीर से निष्कासन के लिए उन तक ले जाता है।

रक्त की संरचना 55% द्रव तथा 45% ठोस पदार्थों से होती है तथा रक्त की एक बूंद में लगभग 250 करोड़ रक्त कण होते हैं। रक्त के मुख्य घटक हैं – लाल रक्त कण, श्वेत रक्त कण और बिंबाणु (रक्त का थक्का बनाने वाले कोष)।

एक घन मिली लीटर रक्त में 5 करोड़ लाल रक्त कण होते हैं जबकि एक लाल रक्त कण का औसत जीवन काल 120 दिन का होता है जिसके दौरान वह हजार कि.मी. से ज्यादा की यात्रा करता 3 लाख बार दौरा करता है। इसका मुख्य घटक लौह युक्त हेमोग्लोबिन होता है जिसकी आक्सीजन से गाढ़ी घनिष्ठता होती है। यह आक्सीजन के संपर्क में आने के पश्चात् आक्सी-हेमोग्लोबिन में परिवर्तित हो जाता है। आक्सीजन युक्त रक्त का रंग चमकीला लाल होता है किंतु कोशों में पहुंचने के पश्चात् कार्बन से प्रतिक्रिया कर नीले-बैंगनी रंग का कार्बोक्सि-हेमोग्लोबिन में परिवर्तित हो जाता है। यह फेफड़ों में पुन: पहुंच कर ताजी आक्सीजन मिल जाने के कारण कार्बन-डाइ-आक्साइड से मुक्त हो जाता है। इस प्रकार यह चक्र जारी रहता है। रक्त में हेमोग्लोबिन की मात्रा किसी भी व्यक्ति के स्वास्थ्य की परिचायक होती है।

श्वेत रक्त कणों को शरीर के रक्षक कहा जाता है तथा इनमें न तो हेमोग्लोबिन रहता है और न रंग पाया जाता है तथा लाल रक्त कण से आकार में बड़े भी होते हैं और उनसे ज्यादा सक्रिय भी। वास्तव में ये शरीर के ऐसे सैनिक होते हैं जो रक्त से बाहर ऊतकों के आसपास जीवाणुओं व विषाणुओं जैसे बाहरी शत्रुओं से लोहा लेते हैं। बिंबाणु रक्त क्षय को रोकने के लिए रक्त का थक्का बना इनकी सहायता करते हैं।

रक्त में तरल रूप में मिश्रित सभी घटक प्लाज्मा कहलाते हैं और यह रक्त लंबी-संकरी वाहिकाओं से होते हुए सम्पूर्ण शरीर में परिभ्रमण करता रहता है।

2.13 हृदय-धड़कन व नाड़ी

हृदय जब भी रक्त को आगे भेजता है तो धमनियों की दीवारों के साथ-साथ दबाव की एक लहर सी चलती है जिसे नाड़ी-गति के रूप में देखा व अनुभव किया जा सकता है। हृदय के प्रसार व संकुचन के फलस्वरूप धमनियों में एक प्रकार की स्पंदन या

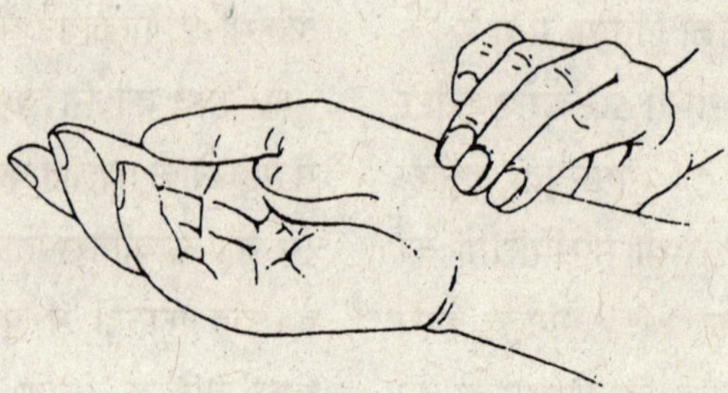

चित्र-2.7 कलाई की बहि:प्रकोष्ठिय धमनी

तरंग की उत्पत्ति होती है और इसे ही 'नाड़ी' कहा जाता है। इस नाड़ी को शरीर की सतह के उन स्थानों पर अनुभव किया जा सकता है जहां धमनी सतह के समीप होती है। अमूमन नाड़ी को अंगूठे के नीचे कलाई की आन्तरिक सतह पर अनुभव किया जाता है।

सामान्य नाड़ी-गति

नवजात शिशु	:	130-140 प्रति मिनिट
3 वर्ष की उम्र तक	:	95-100 प्रति मिनिट
8 वर्ष की उम्र तक	:	80-95 प्रति मिनिट
वयस्क	:	72 प्रति मिनिट
वृद्ध स्त्री-पुरुष	:	72-76 प्रति मिनिट

अध्याय-3

हृदय की समस्याएं

हृदय की समस्याएं

3.1 एंजाइना

हृदय को रक्त की आपूर्ति अपर्याप्त होने के कारण सीने में होने वाले दर्द को एंजाइना कहते हैं। वैसे एंजाइना शब्द, एक यूनानी शब्द से निकला है जिसका अर्थ है - अवरुद्ध करना। इसे परिहृद धमनी रोग के एक लक्षण के रूप में देखा जाता है। हृदय को भली प्रकार कार्य करने के लिए आक्सीजन के साथ-साथ अन्य पोषक तत्वों की भी आवश्यकता पड़ती है किंतु धमनियां जब वसा या कोलेस्ट्रोल के जमा हो जाने के कारण संकरी हो जाती है हृदय के रक्त आपूर्ति में रुकावट आती है और व्यक्ति को सीने में दर्द की शिकायत होने लगती है। धमनी कला काठिन्य की यह प्रक्रिया बाल-अवस्था में प्रारंभ होकर क्रमशः बढ़ती जाती है।

प्रायः अत्यधिक शारीरिक श्रम, जैसे कि भोजन के पश्चात् सीढ़ियां चढ़ना, पहाड़ की चढ़ाई, क्रोध, धूम्रपान तथा भावनात्मक आघात जैसे - उत्तेजना, भय या इसी प्रकार के अन्य नकारात्मक भावनाओं आदि के कारण एंजाइना का दौरा पड़ता है, जिसकी अवधि 5-10 मिनिट की होती है और बार-बार उभरता है।

3.2 दिल का दौरा (हृदयाघात)

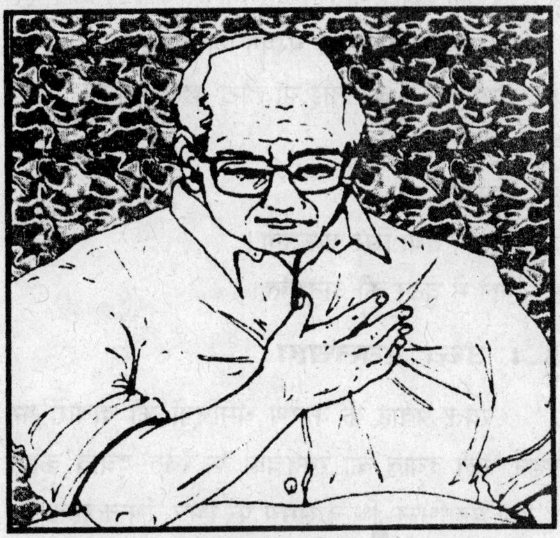

चित्र-3.1 व्यक्ति दिल के दौरे की स्थिति में।

जब कोई परिहृद-धमनी पूर्णतः अवरुद्ध हो जाती है तो उस धमनी से हृदय के जिस विशेष भाग को रक्त की आपूर्ति होती थी उसे आक्सीजन नहीं मिल पाती है और वह भाग मृत हो जाता है। इस स्थिति को **हृद रोध गलन** (Myocardial infarction) कहते हैं और इसके कारण दिल का दौरा पड़ता है, जो घातक भी साबित हो सकता है। दौरे की अवस्था में फौरन उपचार के रूप में सोरबिट्रेट की एक गोली का इस्तेमाल किया जाता है।

3.3 एंजाइना तथा दिल के दौरे को कैसे पहचानें?

एंजाइना के प्रमुख लक्षण निम्नलिखित होते हैं:

1. छाती में दर्द, हल्का या उग्र। यह प्राय: वक्षस्थल के मध्य में उभरता है और बाईं भुजा की ओर बढ़ता है। वैसे कभी-कभी दाहिनी भुजा और निचले जबड़े तक भी जाता है।
2. मितली या वमन होना।
3. उदर के ऊपरी भाग में असामान्य भारीपन और दर्द के साथ वक्षस्थल में भरेपन का अहसास
4. सांस लेने में कठिनाई या छोटी-छोटी सांसें।
5. पसीना आना।
6. कमजोरी।
7. बेहोशी तथा सिर चकराना।
8. गले में घुटन की अनुभूति।

3.4 उच्च रक्तचाप

रक्त-प्रवाह के कारण धमनियों की दीवारों पर पड़ने वाले दबाव को रक्तचाप या रक्त-दबाव कहते हैं तथा यह भिन्न-भिन्न समय पर भिन्न-भिन्न रहता है। उत्तेजना के समय यह बढ़ जाता है जबकि आराम व शांति की अवस्था में घट जाता है। उच्च रक्तचाप एक आम रोग है जिससे विश्व भर के 25% वयस्क मनुष्य ग्रस्त हैं। चूंकि ज्यादातर व्यक्ति इसके प्रति या तो अनजान रहते हैं या फिर इसके प्रति लापरवाही से काम लेते हैं, इस कारण इसे गुप्त मारक भी कहते हैं।

सतत् बने रहने वाले उच्च रक्तचाप के कारण हृदय तथा परिभ्रमण प्रणाली को अत्यधिक कार्य करना पड़ता है। जिसके कारण हृदय बढ़ जाता है। ऐसी स्थिति में हृदय का दौरा पड़ सकता है, हृदय कार्य करना बंद कर सकता है मस्तिष्क, गुर्दों व नेत्रों को क्षति पहुंच सकती है। साथ ही मधुमेह व अल्सर जैसी विभिन्न मनोदैहिक व्याधियां भी उत्पन्न हो सकती हैं।

3.5 सिस्टोलिक व डायस्टोलिक रक्त दाब

रक्त द्वारा धमनियों पर पड़ने वाला दबाव रक्तचाप कहलाता है तथा यह माप पारे की ऊंचाई के रूप में होती है।

रक्तचाप दो प्रकार का होता है। पहला सिस्टेलिक तथा दूसरा डायस्टोलिक। हृदय के संकुचन के दौरान पड़ने वाले रक्त के दबाव को सिस्टोलिक प्रेशर कहते हैं जब कि हृदय के विश्रांति काल के रक्त के दबाव को डायस्टोलिक प्रेशर। और चूंकि यह दबाव सतत बना रहता है इस कारण इसे सिस्टोलिक प्रेशर से ज्यादा महत्वपूर्ण माना जाता है। रक्त-चाप अनेक कारणों से भिन्न-भिन्न रहता है जिनमें उम्र व लिंग महत्वपूर्ण कारक होते हैं।

औसत, सामान्य या वांच्छित रक्तचाप

युवाओं का	:	120/80
वृद्धों का	:	140/90

3.6 दिल के दौरे, एंजाइना तथा उच्च रक्तचाप से बचाव

इनसे बचाव या रोकथाम जीवन-शैली पर निर्भर होती है तथा इसे बाल्यावस्था के प्रारंभ में शुरु किया जाना चाहिए क्योंकि इसी वक्त धमनीकला काठिन्य का भी प्रारंभ होता है।

परिहृद धमनी रोगों से बचाव के लिए नीचे कुछ उपाय सुझाए जा रहे हैं।

1. **योग सम्मत जीवन-शैली** : विश्रांति, खान-पान में सुधार, चिंताओं व मानसिक तनाव से बचाव, नियमित व्यायाम, टहलना, ध्यान व भगवत-स्मरण तथा अनुशासित व प्रसन्नता भरा जीवन योग सम्मत जीवन-शैली के घटक माने जाते हैं।

2. **खान-पान का नियंत्रण** : अंडे, घी, मक्खन और क्रीम वाले उत्पाद जिनमें कोलेस्ट्रोल की मात्रा रहती है, इनसे परहेज रखते हुए सरसों तथा सोयाबीन के तेल का उपयोग किया जाना चाहिए। भोजन अत्यधिक रेशेदार होना चाहिए जिसमें सब्जियां व फल होने चाहिए क्योंकि ये एंजाइना व दिल के दौरे की संभावना को कम करते हैं। वजन बढ़ने से रोकने के लिए आवश्यकता से ज्यादा नहीं खाना चाहिए और न ही चाय, कॉफी व अल्कोहल का अत्यधिक उपयोग करना चाहिए।

   उच्च रक्तचाप व मधुमेह की रोकथाम के लिए चीनी व नमक का अल्प मात्रा में उपयोग करते हुए संतुलित शाकाहारी भोजन स्वास्थ्य के लिए लाभकारी होता है।

3. **नियमित व्यायाम** : व्यक्ति को रोजाना नियमित रूप से यौगिक व्यायाम करना चाहिए। टहलना व जोगिंग भी समान लाभकारी रहते हैं। नियमित रूप से व्यायाम, आसन व प्राणायाम करने से मोटापे व संधियों के रोगों से बचाव तो होता है ही, साथ ही कोलेट्रोल का स्तर भी सामान्य बना रहता है।

4. **मानसिक तनाव से बचाव** : मानसिक तनाव धमनी कला काठिन्य को बढ़ावा देता है। व्यक्ति को बैठक वाले जीवन व भावनात्मक तनाव से दूर रहते हुए शांत जीवन व्यतीत करना चाहिए।

5. **धूम्रपान का निषेध** : धूम्रपान से जहां धमनियों की दीवारों में खुरदरापन बढ़ता है, वहीं हृद धमनी घनास्रता, फेफड़ों के रोग व अल्सर की उत्पत्ति भी होती है। यह हृदय के लिए भी हानिकारक होता है। तंबाकू चबाना भी धूम्रपान जैसा ही खतरनाक होता है।

6. **नियमित डॉक्टरी जाँच** : दिल के दौरे से बचाव के लिए रक्तचाप, ई.सी.जी., रक्त शर्करा तथा रक्त में कोलेस्ट्रोल के स्तर की समय-समय पर जाँच करानी चाहिए तथा किसी प्रकार की असामान्यता मिलने पर उसका समुचित निराकरण करना चाहिए।

बचाव के छः सुनहरे नियम

1. योग सम्मत जीवन-शैली
2. उचित खान-पान
3. नियमित व्यायाम
4. तनाव से बचाव
5. धूम्रपान का निषेध
6. समय-समय पर डॉक्टरी जाँच।

खण्ड-2

परिहृद धमनी रोग

(कारोनरी हार्ट डिज़ीज़)

अध्याय-4

परिहृद धमनी रोग

परिहृद धमनी रोग

4.1 प्रस्तावना

परिहृद रोग को परिहृद धमनी रोग या स्थानिक अरक्तता का हृदय रोग भी कहा जाता है तथा यह संपूर्ण विश्व में रुग्णता व मृत्यु का एक प्रमुख कारण भी माना जाता है। आज यह अपने देश में निरंतर बढ़ता जा रहा है। इस रोग का मुख्य कारण परिहृद-धमनियों की दीवारों के कोमल स्तर पर वसा व कोलेस्ट्रोल का जमा हो जाना होता है जिसके परिणामस्वरूप उनमें रक्त-प्रवाह बाधित हो जाता है। कोलेस्ट्राल एक परत बन जाती है जो हृदय को रक्त, आक्सीजन व अन्य पोषक तत्वों की आपूर्ति में बाधा डालती है।

परिहृद धमनियों की यह बाधा या अवरोध जब 60-70% से ज्यादा बढ़ जाता है तो परिश्रम के दौरान हृदय की रक्त-आपूर्ति की बढ़ी मांग पूरी नहीं हो पाती जिससे वक्षस्थल में दर्द का अहसास होता है जो बाईं भुजा तक जाता है, इसी विशेष स्थिति को एंजाइना कहते हैं। यह एक भयानक स्थिति होती है तथा इसके प्रति लापरवाही जीवन के लिए घातक सिद्ध होती है। किंतु यह 70% से ज्यादा अवरोध केवल एक-दो दिनों की देन नहीं होता है बल्कि इसे 30-40 वर्षों में ही पहचाना जा सकता है।

4.2 परिहृद घनास्रता (Coronary thrombosis)

रक्त के थक्के के कारण अवरुद्ध हुई परिहृद धमनी की स्थिति को 'परिहृद घनास्रता' कहते हैं। धमनियों में जब बिंबाणुओं, लाल रक्त कणों तथा दूसरे अन्य कोषों के आपस में चिपक जाने के कारण रक्त का थक्का बन जाता है तो धमनियों की दीवारें कमजोर, भुरभुरी व खुरदरी बन कर रक्त प्रवाह में बाधा उत्पन्न करती हैं। किसी एक विशेष परिहृद धमनी के संकरा बन जाने से हृदय को समुचित मात्रा में पोषण नहीं मिल पाता है जिसके फलस्वरूप उच्च रक्तचाप, एंजाइना तथा दिल का दौरा पड़ने लगता है।

घनास्रता न केवल परिहृद धमनियों, बल्कि शरीर की किसी भी धमनी में हो सकती है। यदि रक्त का थक्का मस्तिष्क की ओर जाने वाली धमनी में बनता है तो उसका परिणाम ब्रेन हेमरेज होता है। इसे आघात (स्ट्रोक) भी कहते हैं तथा पक्षाघात व तत्काल मृत्यु इसके परिणाम होते हैं। धूम्रपान करने वाले व्यक्ति

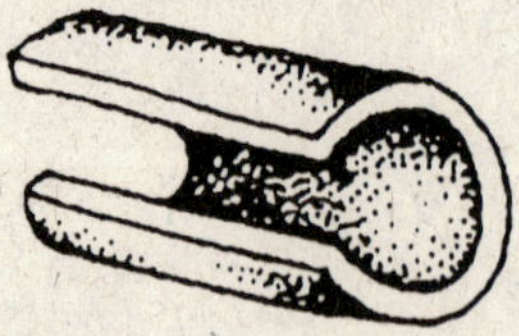

चित्र-4.1 क स्वस्थ धमनी : बाल्यकाल के प्रारंभ में किसी भी दोष से मुक्त धमनी की दीवारें।

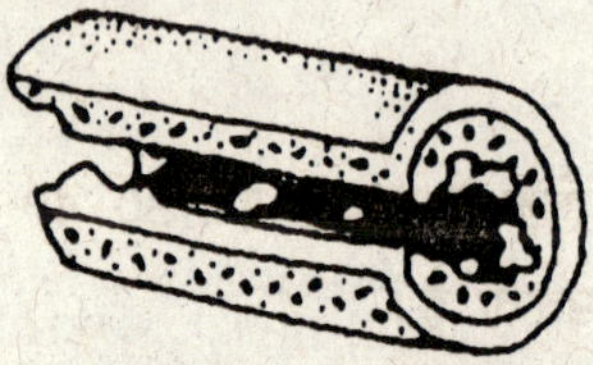

चित्र-4.1 ख धमनीकला काठिन्य : परवर्ती वर्षों में अत्यधिक कोलेस्ट्रोल की परतों से अवरुद्ध धमनियां।

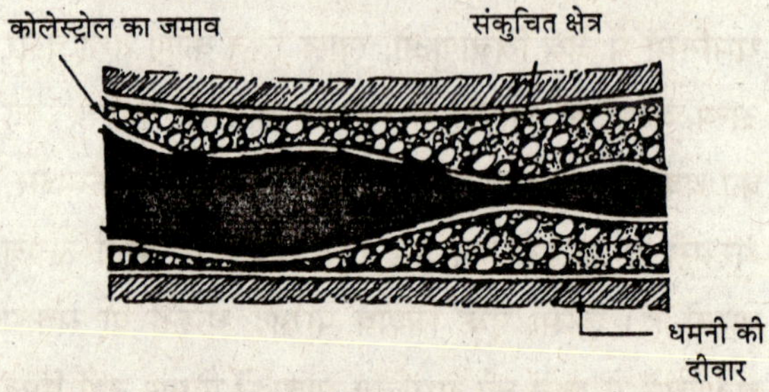

चित्र-4.1 ग लंबाई में बंटी एक धमनी की दीवारों पर जमा कोलेस्ट्रोल की मात्रा की भिन्नता।

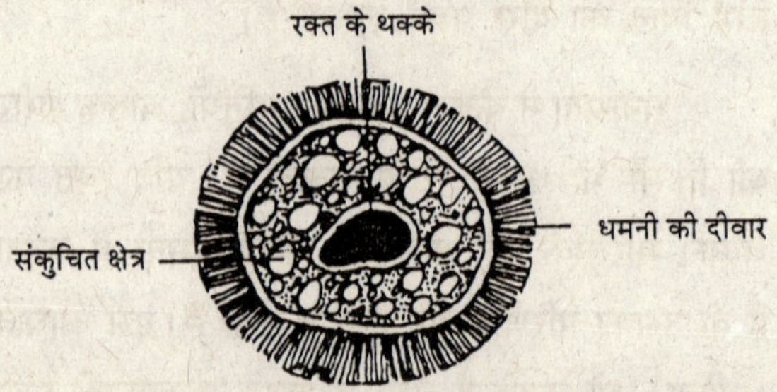

चित्र-4.1 घ धमनी के संकुचित क्षेत्र में रक्त के थक्के का निर्माण।

तंबाकू का सेवन न क़रने वालों की तुलना में इसके शिकार अधिक बनते हैं। वैसे कार्य-भार व शारीरिक श्रम को कम कर, तनाव व उत्तेजना से बचाव कर, कोलेस्ट्रोल मुक्त खान-पान तथा योग सम्मत नियमित जीवन चर्या अपना कर थ्रोम्बोसिस से एक सीमा तक सुरक्षित भी रहा जा सकता है।

4.3 परिहृद धमनी रोगों की पारंपरिक देख-रेख

परिहृद धमनी रोगों की पारंपरिक देखरेख की दो प्रमुख पद्धतियां हैं :

1. चिकित्सिय
2. शल्य क्रिया द्वारा।

4.4 चिकित्सिय देख-रेख

वर्तमान समय में भी रक्तवाहिकाओं के हृदय रोगों का उपचार ऐसी औषधियों द्वारा किया जाता है जो केवल अस्थाई राहत दिलाती हैं तथा किसी भी परिस्थिति में स्थाई लाभ नहीं दिला पाती है क्योंकि परिहृद धमनियों में कोलेस्ट्रोल द्वारा उत्पन्न अवरोध ज्यों का त्यों बना रहता है। बल्कि वास्तविक तथ्य तो यह है कि जब तक कोलेस्ट्रोल के जमा होने की दर में कमी नहीं आती है, यह अवरोध आकार में बढ़ता ही जाता है। इस रोग के उपचार में ज्यादातर इस्तेमाल आने वाली दवाओं से निम्नलिखित क्रियाओं में से किसी एक के द्वारा अस्थाई राहत मिलती है।

1. **वासोडायलेटर्स (वाहिका विस्फारक)** : कुछ दवाएं हृदय की रक्तवाहिनियों की आन्तरिक

परिधि को चौड़ाकर देती हैं जिससे उनके द्वारा ज्यादा रक्त का प्रवाह संभव हो पाता है। किंतु दवाओं का यह प्रभाव केवल कुछ ही घंटों तक रहता है और वाहिकाओं पर प्रभाव खत्म होते ही उनका आकार सिकुड़ कर पुनः पहले जैसा हो जाता है। ऐसी स्थिति में विस्तार को बनाए रखने के लिए दवा की दूसरी खुराक लेनी पड़ती है। अतः ज्यों-ज्यों अवरोध बढ़ता जाता है, दवा की मात्रा भी बढ़ती जाती है।

2. **बिंबाणु-रोधी दवाएं** : ऐसी दवाएं रक्त के लिसलिसेपन को घटा देती हैं अर्थात् रक्त को पतला बनाती हैं ताकि वह अवरोध के मध्य के संकरे मार्ग से सरलता से गुजर सके।

3. **हृदय की आक्सीजन की मांग घटाने वाली दवाएं** : इस समूह की दवाएं हृदय की आक्सीजन की मांग को कम कर देती हैं जिससे कि वह संकरेपन के कारण सीमित मात्रा में प्राप्त रक्त की सहायता से ज्यादा कार्य कर पाता है।

हृदय रोग विशेषज्ञों द्वारा वाहिकाओं के हृदय रोग के उपचार हेतु प्रायः उपरोक्त समूहों में से ही दवाओं का उपयोग किया जाता है जो लक्षणों में केवल अस्थाई राहत प्रदान करती है और रोग ज्यों का त्यों बना रहता है। इतना ही नहीं दवाओं का दुष्प्रभाव रोग को और भी जटिल बना देता है। इस दौरान रोग और भी बढ़ता जाता है और उसी अनुपात में दवाएं भी। मिथ्या मायाजाल के भंग होते ही रोगी स्वयं को पहले की उसी अवस्था में पाता है जहां से उसने प्रारंभ किया था।

जैसा कि कहा गया है, "मर्ज बढ़ता गया ज्यों-ज्यों दवा की।"

4.5 शल्य चिकित्सिय देख-रेख

वाहिकाओं के हृदय रोग के रख-रखाव में विगत कुछ दशकों से शल्य-चिकित्सा मूल कुंजी बन गई है तथा इसके दो रूप हैं। पहला - **परिहृद धमनियों की बाईपास सर्जरी** और दूसरी - **एंजियोप्लास्टी**। ये प्रक्रियाएं दुष्प्रभावी एवं महंगी तो होती ही हैं, साथ ही केवल अस्थाई उपचार करती हैं। एंजियोप्लास्टी के लगभग 2-3 वर्ष उपरांत तथा बाईपास सर्जरी के 2-5 वर्ष के बाद अवरोध पुनः उभर आते हैं और समस्त प्रयत्न निष्फल सिद्ध होते हैं। शल्य चिकित्सिय उपचार के साथ-साथ परिहृद धमनियों में अवरोध का स्थान व मात्रा का निर्धारण करने के लिए एंजियोग्राफी का सहारा भी लेना पड़ता है, जबकि एंजियोग्राफी स्वयं में जटिल एवं जीवन के लिए घातक होती है।

पेस-मेकर : पेस-मेकर को रोगी की हृदय की अनियमित धड़कन को नियमित करने हेतु वक्षस्थल के अंदर या बाहर लगाया जाता है। इस उपकरण के साथ एक बैटरी भी होती है जो अनेक वर्षों तक क्रियाशील रहती है।

एंजियोप्लास्टी : एंजियोप्लास्टी शल्य क्रिया की एक ऐसी पद्धति है जिसमें परिहृद धमनी में बाधा वाले स्थान पर एक निकास-नली, जिसके मुख पर एक गुब्बारा बंधा होता है, धमनी में लगाया जाता है। गुब्बारे को फुला कर अवरोध को दूर किया जाता है। तकनीकी शब्दावली में इसे बैलुनिंग कहा जाता है।

एंजियोप्लास्टी में इस्तेमाल किया जाने वाला कैथेटर प्लास्टिक या रबर की एक कोमल, लंबी व लचीली नली होती है। इसे भुजा या जंघा धमनी में घुसा कर कोमलता के साथ हृदय तक पहुंचाया जाता है। वर्तमान में रक्त-प्रवाह में आसानी के लिए स्टेंट (stent) का उपयोग किया जाता है।

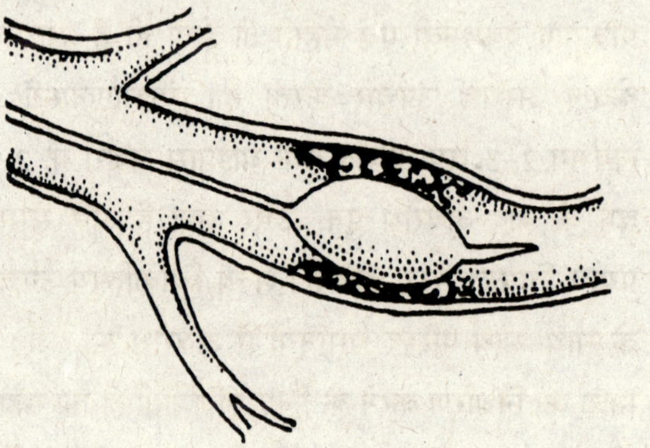

चित्र-4.2 बैलुनिंग

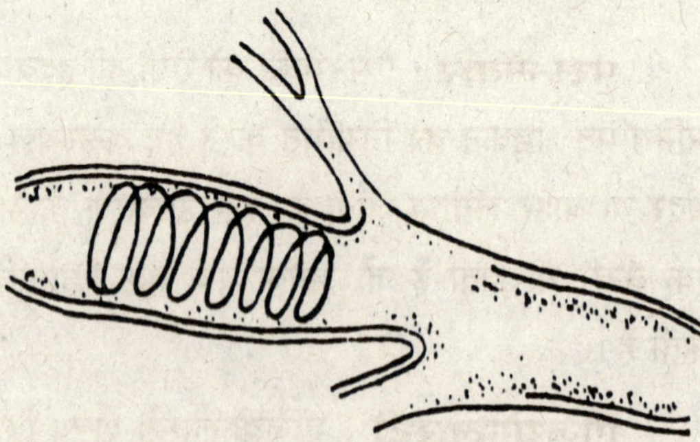

चित्र-4.3 स्टेंट

बाई पास सर्जरी (ओपन हार्ट सर्जरी) : बाई पास सर्जरी शल्य क्रिया की एक ऐसी प्रक्रिया है जिसमें अवरोधित धमनी के स्थान पर उसके समानांतर एक नई धमनी स्थापित की जाती है। नवीन धमनी के लगा देने के पश्चात् पुरानी दोषपूर्ण धमनी को जैसे का तैसा छोड़ दिया जाता है तथा हृदय को रक्त की आपूर्ति इस बदले मार्ग से की जाती है। चूंकि मानव शरीर किसी अन्य शरीर की धमनी या शिरा को स्वीकार नहीं करता है इस कारण रोगी के शरीर में लगाई जाने वाली स्थापन्न धमनी स्वयं रोगी के शरीर से ली जाती है तथा इसे टांग, कलाई के समीप से या वक्षस्थलीय धमनी में से लिया जाता है। निकाली गई स्थापन्न धमनी या शिरा का एक मुख महाधमनी से जोड़ा जाता है तथा दूसरा सिरा अवरोधित भाग को पार कर, अवरोध के नीचे जोड़ा जाता है।

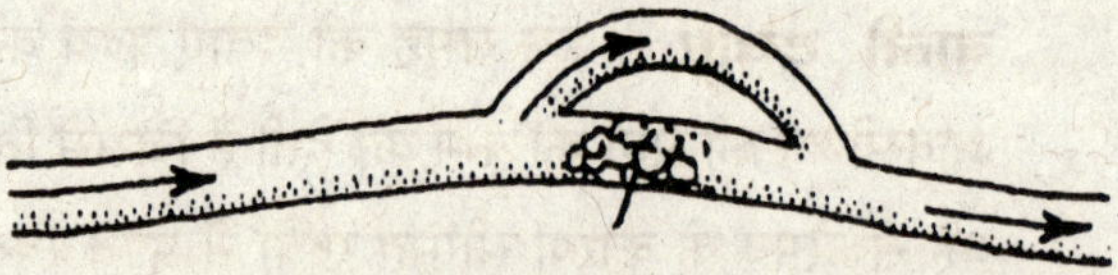

चित्र-4.4 बाईपास सर्जरी

इस प्रकार की शल्य क्रिया द्वारा रक्त धमनी के बाधाग्रस्त भाग के बगल से गुजारा जाता है जिससे रोगी को एंजाइना तथा दिल के दौरे से निजात मिलती है। किंतु रोगी यदि बताई गई सावधानियों को अनदेखा करता है तो अवरोध पुनः उभर सकता है। मगर कितना अच्छा होगा अगर हम धमनियों को बदलने के स्थान पर स्वयं की जीवन-शैली को ही परिवर्तित कर लें।

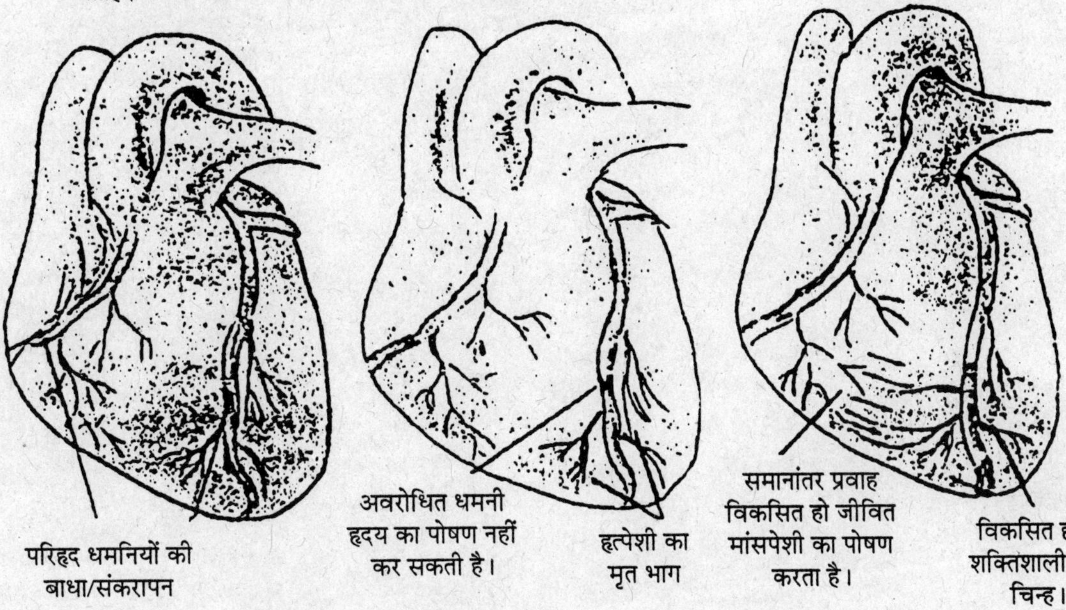

चित्र–4.5 परिहृद धमनी रोग : प्रक्रिया व स्वास्थ्य लाभ

अध्याय-5

परिहृद धमनी रोग की नैदानिक पद्धतियां

परिहृद धमनी रोग की नैदानिक पद्धतियां

5.1 निदान के सामान्य उपकरण

सामान्यत: जब कोई व्यक्ति अपने चिकित्सक के मुख से हृदय-रोग की संभावना सुनता है तो वह सदमे की अवस्था में पहुंच जाता है और फिर उसके लिए! किंकर्त्तव्यं की स्थिति उत्पन्न हो जाती है। कुछ व्यक्ति तो विचलित हो जाते हैं तथा कुछ स्थिति की गंभीरता को अनदेखा कर देते हैं। किंतु ये दोनों ही प्रवृत्तियां अनुचित होती हैं। वक्षस्थल का मांसपेशिय दर्द, ग्रीवा का दर्द तथा वायु जनित सीने का दर्द इनके लक्षण भी एंजाइना से साम्यता रखते हैं और भ्रम की स्थिति उत्पन्न करते हैं। ऐसी स्थिति में अधोलिखित चिकित्सिय परीक्षणों का सहारा लेकर उचित निदान व रोग की गंभीरता का अंदाजा लगाया जा सकता है।

5.2 ई.सी.जी. (इलेक्ट्रो कार्डियोग्राम)

ई.सी.जी. हृदय की क्रिया प्रणाली का विद्युतिय आलेख होता है जिससे हृदय की मांसपेशियों को आक्सीजन व रक्त के आपूर्ति की कमी, हृदय के आकार, कपाटों के दोष तथा बढ़ी हुई हृदय-गति का अंदाजा लगाया जा सकता है। किंतु यह रक्तवाहिकाओं के अवरोध के बारे में कोई सूचना नहीं देती। यह एंजाइना की पहचान के लिए किए जाने वाले समस्त परीक्षणों में सबसे आसान होती है। किंतु ई.सी.जी. की रिर्पोट का विश्लेषण काफी दुष्कर होता है और उसे कोई विशेषज्ञ ही कर सकता है।

डॉक्टर रोगी का संक्षिप्त इतिहास जानकर, रक्तचाप तथा नाड़ी की जांच कर आपाद्-स्थिति का अंदाजा लगाने हेतु ई.सी.जी. का सुझाव देता है। मगर आपद्-स्थिति न होने की हालत में रक्त परीक्षण के लिए कहता है जिससे उसके अनुसार अगले परीक्षण व उपचार का तरीका निर्धारित किया जा सके।

5.3 रक्त परीक्षण (लिपिड प्रोफाइल टेस्ट)

विंगत अध्याय में बताया गया था कि परिहृद धमनियों में वसा (कोलेस्ट्रोल) का जमाव हृदय रोगों का मुख्य कारण होता है। रक्त-प्रवाह में घुली हुई वसा के भिन्न-भिन्न रूप होते हैं। वसा के घटक हैं - कोलेस्ट्रोल, ट्राईग्लीसेराइड्स, एच.डी.एल. (हाई डेंसीटी लिपो प्रोटीन - लाभकारी कोलेस्ट्रोल) तथा वी.एल.डी.एल. (वेरी लो डेंसीटी लिपो प्रोटीन - हानिकारक कोलेस्ट्रोल)। इस कारण हृदय रोग के आगे के उपचार के लिए रक्त-परीक्षण अत्यंत जरूरी होता है।

मधुमेह के रोगियों को रक्त-शर्करा की जांच के लिए खाली पेट तथा खाने के बाद रक्त-परीक्षण करवाना पड़ता है। खाली पेट रक्त परीक्षण के लिए रक्त का नमूना भूखे रहने के 12 घंटे बाद लिया जाता है जबकि भरे पेट के लिए नाश्ते के 2 घंटे बाद रक्त का नमूना लिया जाता है।

रक्त के घटकों की सामान्य-सीमा प्रत्येक मि.ग्रा./डी.एल.

रक्त-कोलेस्ट्रोल	:	125 से 200
ट्राईग्लीसेराइड्स	:	60 से 150
एल.डी.एल. (हानिकारक कोलेस्ट्रोल)	:	50 से 125
बी.एल.डी.एल. (अत्यंत हानिकारक कोलेस्ट्रोल)	:	10 से 35
एच.डी.एल. (लाभकारी कोलेस्ट्रोल)	:	30 से 60
रक्त-शर्करा (भूखे)	:	75 से 110
रक्त-शर्करा (खाने के बाद)	:	125 से 150

5.4 इको कार्डियोग्राफी (अल्ट्रा साऊंड स्कैन)

डॉक्टर 'इको टेस्ट' के नाम से पुकारा जाने वाले इको-कार्डियोग्राम के माध्यम से हृदय के प्रत्येक भाग की संरचना व क्रिया-प्रणाली के बारे में जानकारी प्राप्त करता है। इसके लिए माइक्रोफोन जैसे उपकरण-ट्रांसड्यूसर को रोगी के वक्षस्थल पर रखा जाता है और वह परा-तरंगे (अल्ट्रा साऊंड तरंगे) उत्पन्न करता है। मशीन प्रतिध्वनि को ग्राफ के रूप में अंकित करती है। गैर-प्रसारक परीक्षणों द्वारा हृदय व कपाटों के आकार, रूप तथा क्रिया प्रणाली की जांच की जाती है। साथ ही हृदय रोग, दौरे के कारण हृदय व उसकी क्रिया-प्रणाली को पहुंची क्षति को भी निर्धारित किया जाता है। इस परीक्षण की सुविधा हर कहीं उपलब्ध होती है।

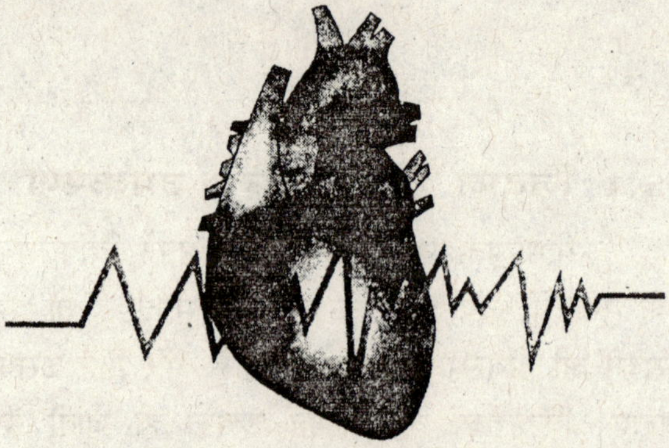

चित्र-5.1 हृदय की विद्युतिय तरंगों का आलेखन

5.5 टी.एम.टी. (स्ट्रेस टेस्ट)

टी.एम.टी. अर्थात् ट्रेड मिल टेस्ट द्वारा हृदय को आक्सीजन की आपूर्ति का अंदाजा लगाया जाता है। इसमें रोगी को स्वयं शारीरिक रूप से नियंत्रित परिस्थितियों में यह परीक्षण करना पड़ता है तथा एक कम्प्यूटरीकृत उपकरण द्वारा हृदय को मिलने वाली आक्सीजन की दर को नापा जाता है। इसमें अभ्यास का स्तर धीरे-धीरे बढ़ाया जाता है तथा साथ-साथ ई.सी.जी. भी ली जाती है जो कि हृदय की मांसपेशियों में आक्सीजन की किसी भी प्रकार की कमी को दर्शाती है। जैसे ही ई.सी.जी. कोई परिवर्तन दर्शाती है या रोगी सीने में दर्द या सांस लेने में कठिनाई महसूस करता है, अभ्यास को तुरंत बंद करवा दिया जाता है। अगर ई.सी.जी. अभ्यास के प्रारंभिक चरण में ही परिवर्तन

दर्शाती है तो इसका तात्पर्य होता है कि परिहृद धमनी रोग उग्र है। जबकि देर से बदलाव रोग के प्रारम्भिक स्तर को दर्शाता है। इसकी सुविधा सर्वत्र उपलब्ध है।

5.6 थैलीयम स्कैन

टी.एम.टी. की तुलना में थैलीयम टेस्ट ज्यादा उच्च स्तर का होता है। वैसे तो थैलियम स्कैन भी टी. एम.टी. की प्रक्रिया के अनुरूप ही किया जाता है किंतु इसमें रोगी को रेडियो-रसायन का एक इंजेक्शन लगा कर उसे आणविक कैमरे के नीचे लिटा कर आंतरिक भागों के चित्र लिए जाते हैं। यह परीक्षण व्यायाम तथा आराम के दौरान हृदय की मांसपेशियों के रक्त-प्रवाह को दर्शाता है। यह टी.एम.टी. की तुलना में परिहृद धमनी रोग की उग्रता को अधिक स्पष्टता से ज्ञात करता है। केवल चुनिंदा अस्पतालों में ही इस परीक्षण की सुविधा उपलब्ध है।

5.7 पेट-स्कैन

पेट स्कैन परिहृद धमनी अवरोध के निर्धारण का अत्याधुनिक जांच उपकरण है। इस परीक्षण के दौरान रोगी को एक टेबल पर लिटा कर स्कैनर की सहायता से हृदय के प्रत्येक भाग के चित्र लिए जाते हैं तथा अवरोध वाले स्थान का सटीक अंदाजा लगाया जाता है।

5.8 एंजियोग्राफी

एंजियोग्राफी परिहृद-धमनी के अवरोध की गंभीरता, उसका स्थान तथा आकार व आकृति को आंकने वाला एक विस्तृत परीक्षण है जिसकी सहायता से बाईपास सर्जरी करने के लिए अवरुद्ध व रुग्ण भाग का निर्णय भी किया जाता है। रोगी को बेहोशी का इंजेक्शन देकर कैथेटर नामक लंबी नली को जांघ में घुसा कर हृदय व परिहृद धमनियों तक पहुंचाया जाता है। खोखले कैथेटर के छेद के द्वारा एक रेडियोधर्मी डाई को परिहृद धमनियों तक पहुंचाया जाता है तथा अनेक एक्स-रे लिए जाते हैं जिन्हें मॉनीटर पर देखा जा सकता है। परिहृद धमनी में भराव की कमी अवरोध की सही सीमा को बताती है। इसे प्रतिशत में वर्णित किया जाता है।

अगर डाई परिहृद नली को पूर्णत: भरती है तो अवरोध की आशंका नहीं रहती है और यदि वह नली को जरा सा भरती है या भर नहीं पाती है तो वैसी स्थिति अवरोध की द्योतक होती है। तब अवरोध को अंदाजन 60%, 70%, 80% प्रतिशत आंका जाता है। वैसे प्राय: यह 70% से 90% होता है। सामान्यत: 70% से कम का अवरोध परिहृद धमनी रोग के किसी लक्षण को नहीं दर्शाता तथा व्यक्ति सामान्य प्रतीत होता है। देश भर के विभिन्न केंद्रों में इसकी सुविधा उपलब्ध है।

5.9 एंजियोग्राफी की संभावित त्रुटियां और जटिलताएं

1. विस्तृत प्रक्रिया
2. अत्यंत महंगा
3. कैथेटर को धमनियों में घुसाते समय धमनियों के घायल व क्षतिग्रस्त होने की संभावना।
4. धमनियों में छिद्र तथा अवरोध को बढ़ावा।
5. परिहृद धमनी को क्षति की संभावना।
6. मनोवैज्ञानिक तनाव का होना।

7. पुन: अवरोध की संभावना।

5.10 एंजियोग्राफी का व्यावसायीकरण

वर्तमान में कुछ डॉक्टर एंजियोग्राफी को रोगी व उसके निकट संबंधियों में दशहत फैलाने तथा ज्यादा पैसा कमाने के उद्देश्य से तथा उन्हें बाईपास सर्जरी कराने के लिए मजबूर करने के उपकरण के रूप में इस्तेमाल कर रहे हैं। शल्य क्रिया में बाईपास सर्जरी सर्वाधिक महंगी है।

वास्तव में केवल उन्हीं रोगियों की एंजियोग्राफी की जानी चाहिए जो मानसिक रूप से एंजियोग्राफी या बाईपास सर्जरी करवाने को तैयार हों, अन्यथा ई.सी. जी., टी.एम.टी., थैलियम जैसे परीक्षण रोग के निदान व औषधियों और योग द्वारा (जीवन-शैली में परिवर्तन, ध्यान, व्यायाम, आसन, खान-पान में बदलाव, तनाव की देखभाल आदि) उपचार के लिए पर्याप्त होते हैं।

5.11 एंजाइना एवं वक्षस्थल के अन्य दर्द

कितनी ही बार कुछ दूसरे रोगों के लक्षणों की समानता के कारण उन्हें हृदय-रोग मान लिया जाता है तथा जब कभी भी किसी व्यक्ति को छाती में या बाईं भुजा में दर्द अनुभव होता है तो उसे एंजाइना का दर्द समझ कर, भयभीत रोगी डॉक्टर को बुलाता है। भ्रमवश निम्नलिखित रोगों को हृदय रोग मान लिया जाता है :

1. वक्षस्थल का मांसपेशिय दर्द : आमतौर पर वक्षस्थल के बाईं ओर के दर्द को भ्रमवश एंजाइना समझ लिया जाता है। शारीरिक चोट या वक्ष की मांसपेशियों को आघात पहुंचने के कारण अत्यधिक दर्द की प्रत्येक संभावना रहती है। लेकिन पीड़ा निवारक मरहमों के लगाने से दर्द में राहत मिले तो वह एंजाइना नहीं होता है।

2. दाहिनी या बाईं भुजा में ग्रीवा संबंधी दर्द : सवाईकल स्पोंडीलायसिस भी तनाव जनित बीमारी होती है जो छाती, कंधों व दाईं या बाईं भुजा में दर्द पैदा करती है। इसका दर्द सतत् बना रहता है किंतु दर्द निवारक मरहमों से खत्म हो जाता है। अगर सोरबीट्रेट की एक गोली से ऐसा दर्द खत्म नहीं होता है तो वह एंजाइना नहीं होता है और ग्रीवा का एक्स-रे स्थिति को स्पष्ट कर देगा।

3. वक्ष में गैस जनित दर्द : जठरशोथ के कारण भी वक्षस्थल में दर्द होता है तथा यह कंधों और किसी भी भुजा की ओर बढ़ता है। साथ ही पसीना, सांस घुटने या सांस लेने में तकलीफ भी होती है। ज्यादातर मामलों में लक्षणों की समानता के कारण इसे एंजाइना मान लिया जाता है। किंतु रोगी द्वारा वक्षस्थल के किसी विशेष स्थान पर दर्द बताने पर वह एंजाइना नहीं होता है।

अगर आराम करने या सोरबीट्रेट की गोली से दर्द खत्म हो जाता है तो वह एंजाइना होता है। किंतु उपचार प्रारंभ करने से पूर्व उचित निदान करना आवश्यक होता है ताकि सही उपचार हो सके।

अध्याय-6

परिहृद धमनी-रोग के कारण

परिहृद धमनी-रोग के कारण

6.1 परिचय

परिहृद धमनी रोग ज्वर, हैजा, निमोनिया और पेचिश की भांति अचानक, कुछ दिनों या कुछ सप्ताहों में विकसित नहीं होता है बल्कि यह खान-पान की गलत आदतों, व्यायाम की कमी, अत्यधिक तनाव व कोलेस्ट्रोल वाली दीर्घकालिक अनुचित जीवन-शैली का परिणाम होता है। परिहृद धमनियों के अवरोध का यह रोग जन्म से प्रारंभ होकर 30-40 वर्ष की उम्र तक समय के साथ बढ़ता जाता है, वह भी बिना किसी संकेत के तथा व्यक्ति स्वयं को सामान्य अनुभव करता है। जब अवरोध 70% से ज्यादा बढ़ जाता है तभी उसका पता चलता है और एंजाइना या दिल के दौरे के रूप में उसकी पहचान होती है।

ऐसे बहुत से कारण होते हैं जो हृदय-रोग के प्रारम्भ तथा विकास का प्रेरित करते हैं। अपने व्यावसायिक जीवन में प्रत्येक व्यक्ति को इन कारणों का सामना करना पड़ता है।

खतरा भरे कारक : हृदय रोग की उत्पत्ति व विकास के खतरे भरे कारणों को मोटे तौर पर दो समूहों में वर्गीकृत किया जा सकता है :

(i) ऐसे कारक जिन पर हमारा कोई नियन्त्रण नहीं होता। इन्हें गैर-संशोधनशील कारक कह सकते हैं।

(ii) ऐसे खतरे भरे कारक जिन पर हमारा अधिकार रहता है तथा जिनसे हम बचाव कर उनमें परिवर्तन कर सकते हैं। इन्हें परिवर्तनशील कारक कह सकते हैं।

I अपरिवर्तनशील कारक :

1. उम्र, 2. लिंग, 3. आनुवंशिकता।

II परिवर्तनशील कारक :

1. अनियमित जीवन-शैली
2. मानसिक तनाव
3. शारीरिक व्यायाम का अभाव
4. खान-पान की अनुचित आदतें
5. रक्त में कोलेस्ट्रोल का उच्च स्तर
6. रक्त में ट्राईग्लीसेराइड्स का उच्च स्तर

7. रक्त में अल्प एच.डी.एल. तथा उच्च मात्रा में एल.डी.एल.
8. मधुमेह
9. मोटापा
10. खुराक में एंटी-आक्सीडेंट की कमी
11. एकांतवास
12. शत्रुता
13. आत्म-केंद्रता
14. सनकीपन
15. व्यवसाय का दबाव
16. पारिवारिक दबाव
17. लालच
18. आराम तलब जीवन-शैली
19. धूम्रपान व सुरापान।

6.2 अपरिवर्तनशील कारक

उम्र : हृदय का दौरा वैसे तो 40-55 वर्ष की उम्र के मध्य एक आम बात होती है किंतु इससे कम उम्र में भी दौरा पड़ना असामान्य बात नहीं होती। कम उम्र में पड़ने वाले दिल के दौरे का संबंध उच्च रक्तचाप, मधुमेह, कोलेस्ट्रोल के उच्च स्तर तथा हृदय के दौरों की पारिवारिक परंपरा से रहता है। अत्यधिक धूम्रपान करने वालों को प्राय: 40 वर्ष की उम्र से पूर्व ही दौरे को भुगतना पड़ता है।

लिंग : प्राय: 90% दिल के दौरों के शिकार पुरुष बनते हैं। स्त्रियों में रजोनिवृत्ति से पूर्व दिल के दौरे के मामले कम पाए जाते हैं क्योंकि ओइस्ट्रोजेन नामक हारमोन उनकी रक्षा करता हैं। वैसे हारमोन की इस सुरक्षा का वास्तविक क्रियाविधि अभी अस्पष्ट है किंतु रजोनिवृत्ति काल (45-50 वर्ष) के पश्चात् स्त्रियों में भी पुरुषों के समान दौरे की प्रवणता मिलती है। स्त्रियों में यह संभावना तब और भी बढ़ जाती है जब वे धूम्रपान करती हों। वर्तमान काल में स्त्रियां घर व नौकरी के बढ़े कार्य-भार के कारण अत्यधिक तनाव में रहती हैं। ऐसी परिस्थितियों में स्त्री-पुरुष दोनों के लिए समान खतरा बना रहता है।

आनुवंशिकता : काफी समय पूर्व यह तथ्य उजागर हो गया था कि अगर किसी परिवार में उसके सदस्यों में दिल के दौरे पड़ चुके हैं तो उस परिवार के बच्चों में दौरे का खतरा दो गुना बढ़ जाता है, वह भी युवावस्था में। इतना ही नहीं अगर माता-पिता दोनों को हृदय-रोग हो तो बच्चों में उसकी संभावना चार गुणा बढ़ जाती है। साथ ही निकट पारिवारिक सदस्यों में भी दिल के दौरे का इतिहास रहने पर 40 वर्ष की उम्र से पूर्व दौरे का खतरा बना रहता है। यह खतरा आनुवंशिक होने के साथ-साथ वातावरण जनित भी होता है। दिल के दौरे के कारण उच्च रक्तचाप व मधुमेह भी आनुवंशिक रूप से निर्धारित होते हैं।

6.3 परिवर्तनशील कारण

अनियमित जीवन-शैली : जीवन-शैली प्रत्येक व्यक्ति व समाज में एक महत्वपूर्ण स्थान रखती है क्योंकि यह व्यक्ति के समग्र विकास के लिए उत्तरदायी होती है। यही शरीर का विकास तथा मन व

चरित्र का निर्माण करती है। किंतु आधुनिक जीवन-शैली की प्रति क्षण बदलती परिस्थितियों ने इंसान को प्रकृति से दूर कर दिया है। हमारे पूर्वजों ने भारत की भौगोलिक व पर्यावरणीय स्थितियों के अनुरूप उपयुक्त जीवन-शैली को विकसित किया था। तब व्यक्ति अपने शारीरिक व मानसिक स्वास्थ्य के प्रति सचेत रहता था। वह 'समय पर सोना, समय पर उठना' वाले सिद्धांत पर विश्वास रखते था।

वे प्रात:काल में जागकर दैनिक कर्मों से निपटने के लिए जंगलों में जाते थे। इस प्रकार उनकी प्रात:काल की सैर भी हो जाती थी। वे रोजाना यौगिक क्रियाएं और आसन करते थे तथा खुले में गांव के कुंए पर स्नान किया करते थे जिससे प्रचुर मात्रा में आक्सीजन को ग्रहण करते थे। वे कठोर परिश्रम करते थे, पुरुष खेतों में तो स्त्रियां घरों में। साथ ही वे कृषि-कार्यों में भी हाथ बंटाती थी। वे सुबह-शाम मंदिर में जा कर भजन-कीर्तन में भी भाग लेते थे जिससे उनका मानसिक स्वास्थ्य व चरित्र बना रहता था। भोजन लकड़ियों पर पकाया जाता था और सभी सदस्य एक साथ भोजन किया करते थे। तब कोई जल्दबाजी नहीं होती थी, सभी कुछ शांतिपूर्वक होता रहता था। किसी प्रकार का दबाव व तनाव नहीं होता था।

इसके विपरीत आधुनिक जीवन-शैली वाला व्यक्ति काम के बोझ से लदा 24 घंटे भाग-दौड़ में लगा रहता है। उसके लिए समय व स्थान की कमी रहती है। रोजी-रोटी कमाने के चक्कर में ठीक से भोजन करने का समय भी नहीं निकाल पाता है। स्थान की कमी के कारण न वह सैर कर पाता है और न ही योगाभ्यास। ताजी आक्सीजन का तो सवाल ही नहीं उठता है।

आज लोगों की खान-पान संबंधी आदतें भी बिगड़ चुकी हैं। वे गरिष्ठ, तले हुए व फास्ट फूड जो कि अक्सर बासी होता है, पसंद करते हैं। वे प्राय: टेलीविजन पर हत्या, डकैती और हिंसा वाले कार्यक्रम देखते हुए भोजन करते हैं जिससे वे भोजन का आनंद नहीं उठा पाते हैं तथा उन पर, विशेषकर बच्चों पर विपरीत प्रभाव पड़ता है।

'विकसित सभ्यता' के शहरी जीवन में विज्ञान ने यद्यपि दूरियों को खत्म कर दिया है, किंतु इंसान एक-दूसरे से दूर जा चुका है तथा साथ ही उसका जीवन भी प्रकृति से दूर हो चुका है। उसे परिवार समेत छोटे-छोटे फ्लैटों में रहना पड़ रहा है तथा प्रदूषित छोटी-छोटी गलियों में से गुजरना पड़ता है। विज्ञान ने इन्सान के लिए आराम व भोग-विलास की प्रत्येक वस्तु मुहैया करा रखी है और उसे आलसी बना दिया है। वह उठ कर टेलीविजन की आवाज कम करने या चैनल बदलने के स्थान पर बैठा-बैठा रिमोट कंट्रोल से ये कार्य करता है। प्रत्येक व्यक्ति स्वार्थी बन चुका है तथा लोभ के वशीभूत हो कर भौतिक धन-संपदा के पीछे भाग रहा है। वह ईमानदारी, सद्व्यवहार, कर्त्तव्य व चरित्र के महत्व को भूल गया है, जिनसे शांति मिलती है।

तकनीकी, औद्योगिकीकरण तथा शहरीकरण के आधुनिक युग में जीवन की भाग-दौड़ में तल्लीन इंसान

सतत तनावग्रस्त रहता है जिसके कारण वह उच्च रक्तचाप, अनिद्रा, अवसाद व विभिन्न हृदय-रोगों जैसी मनोदैहिक विकृतियों का शिकार बन रहा है। हताश होकर वह शराब व मादक पदार्थों का आश्रय लेता है जो उसे क्षणिक राहत तो दे देते हैं किंतु उसके भविष्य के लिए गंभीर समस्याएं भी पैदा करते हैं।

शारीरिक व मानसिक तनाव : तनाव हृदय धमनी रोग का प्रमुख कारण माना गया है तथा मानसिक तनाव व हृदय-रोगों में चोली-दामन का संबंध रहता है। अत्यधिक चिंता करने वाले व्यक्तियों में उच्च रक्तचाप मिलता है इसीलिए उनमें हृदय के दौरों का अनुपात भी अत्यधिक मिलता है। जो व्यक्ति सदैव जल्दीबाजी में रहता है और कम से कम समय में ज्यादा से ज्यादा कार्य करना चाहता है उसे 'अ' श्रेणी के व्यक्तित्व-समूह में रखा जा जाता है जिन्हें दिल के दौरे ज्यादा पड़ते हैं। वैसे अचानक भारी आर्थिक- क्षति या प्रियजन की मौत के पश्चात् भी दिल का दौरा पड़ सकता है।

अत्यधिक दबाव से रक्तचाप, हृदय-गति, रक्त-शर्करा, कोलेस्ट्रोल तथा वसा के जमाव में वृद्धि होती है। व्यापारी, उद्योगपति, वकील, डॉक्टर तथा उच्च-अधिकारी जिन्हें मानसिक तनाव सहन करना पड़ता है, प्रायः हृदय-रोगों के शिकार बनते हैं।

शारीरिक श्रम की कमी : तकनीकी विस्तार एवं तीव्र आर्थिक समृद्धि के विकास के इस युग में व्यक्तियों के जीवन में शारीरिक क्रिया-कलापों में कमी आती गई है। उन्होंने व्यायाम, योग व आसनों को छोड़ कर टेलीविजन के कार्यक्रम देखने जैसा सुस्त कार्य करना प्रारंभ कर दिया है तथा जो शरीर पहले शारीरिक गतिविधि में व्यस्त रहता था अब सुस्ती भरे जीवन के कारण अपने शरीर व मांस-पेशियों को शक्तिशाली बनने का मौका नहीं देता है।

इसी प्रकार वे वसा, घी व तैल युक्त भोजन करते हैं किंतु शारीरिक श्रम के अभाव में अतिरिक्त कैलोरी धमनियों में जाकर जमा होती रहती है। पहले का सामान्य खानपान अब असामान्य बन गया है। जबकि वर्तमान हालात के अनुरूप में भोजन में परिवर्तन किया जाना चाहिए या पर्याप्त शारीरिक क्रिया-कलाप किए जाने चाहिए अन्यथा बदले में उसे मोटापा, उच्च रक्तचाप एवं हृदय-रोगों से भुगतना पड़ेगा।

अनुचित खान-पान : आज फास्ट-फूड की संस्कृति से प्रभावित हो कर व्यक्ति न केवल पोषक तत्वों से रहित जंक फूड खा रहे हैं बल्कि उनमें अस्वास्थ्यकर खान-पान की गलत आदतें भी पड़ गई हैं। ऐसे व्यक्ति सदियों वाले आयुर्वेद के उस सिद्धांत को भूल गए हैं जिसके अनुसार विपरीत प्रकृति वाले पदार्थों को एक साथ नहीं खाना चाहिए जैसे कि आइसक्रीम के साथ कॉफी। आज रात में काफी देरी से खड़े होकर खाना प्रतिष्ठा का प्रतीक बन गया है।

ये सभी बातें पाचन-संस्थान के लिए गंभीर समस्याएं पैदा करती हैं जिनसे विभिन्न व्याधियों की उत्पत्ति होती है।

उच्च रक्तचाप : किसी भी वयस्क व्यक्ति का आदर्श रक्तचाप सिस्टोलिक 120-130 एम.एम. तथा डायस्टोलिक 80-90 एम.एम. के मध्य का होता है। अगर यह रक्तचाप दो या दो से ज्यादा अवसरों पर 150/100 से ज्यादा हो जाता है तो उसे उच्च रक्तचाप कहते हैं। वैसे यह एक आम रोग है जिससे पूरे संसार में 20 से 30% वयस्क व्यक्ति ग्रसित हैं। किंतु इनमें से अधिकांश व्यक्ति इसके प्रति अनभिज्ञ होते हैं क्योंकि यह ज्यादातर व्यक्तियों में कोई स्पष्ट लक्षण उत्पन्न नहीं करता है। यही कारण है कि इसे 'गुप्त शत्रु' की संज्ञा दी जाती है। उच्च रक्तचाप हृदय तथा अन्य अंगों को रक्त की आपूर्ति करने वाली धमनियों पर अतिरिक्त दबाव डालता है।

उच्च रक्तचाप दिल का दौरा, हृदय-आघात, गुर्दों की निष्क्रियता, ब्रेन हेमरेज तथा नेत्रों को क्षति जैसी अनेक बीमारियों को जन्म देता है। रक्तचाप जितना ही उच्च होता है, इन बीमारियों की संभावना उतनी ही ज्यादा बढ़ जाती है। यह हृदय धमनी रोग या दिल के दौरे का मुख्य कारण होता है।

बदनाम कोलेस्ट्रोल : प्राय: प्रत्येक हृदय-रोगी इस बात का जिज्ञासु रहता है कि कोलेस्ट्रोल क्या होता है और वह हृदय-रोग के विकास के लिए किस प्रकार उत्तरदायी होता है? कोलेस्ट्रोल मोम जैसा श्वेत रंग का एक ऐसा पदार्थ होता है जो विभिन्न रूपों में रक्त में मिश्रित रह कर रक्त-प्रवाह के साथ समस्त शरीर में भ्रमण करता है। वैसे यह शरीर की व्यवस्थित क्रिया प्रणाली के लिए आवश्यक होता है और इसके अभाव में जीवन की कल्पना नहीं की जा सकती है। मगर साथ ही सीमा से अधिक मात्रा खतरनाक बन जाता है और रक्त प्रवाह में अवरोध पैदा करता है। यह मात्रा परिहृद धमनियों में संग्रहित होकर हृदय को आक्सीजन व पोषक तत्वों की आपूर्ति को घटा देती है और परिणाम होता है - दिल का दौरा। साधारण शब्दों में कोलेस्ट्रोल दिल के दौरे का मुख्य आरोपी होता है, फिर व्यक्ति चाहे शाकाहारी हो या मांसाहारी।

यकृत में कोलेस्ट्रोल का उत्पादन होता है, वैसे पशु-उत्पाद, दूध, मक्खन, घी, पनीर, आइसक्रीम के अलावा अंडे की जर्दी, मुर्गी, मछली व मांस आदि इसके अन्य स्रोत होते हैं। साथ ही यह नारियल के तैल जैसे विभिन्न प्रकार के तैलों से भी बनता है। ट्राईग्लीसेराइड्स, एल.डी.एल. तथा वी.एल.डी.एल. जैसे इसके सहयोगी भी इसी के समान हानिकारक रहते हैं।

रक्त में कोलेस्ट्रोल का उच्च-स्तर: वर्तमान में रक्त में कोलेस्ट्रोल के उच्च स्तर को हृदय-रोग का प्रमुख खतरनाक कारण माना जाता है। कोलेस्ट्रोल हमारे रक्त में पाई जाने वाली एक प्रकार की वसा होती है जिसके साथ प्रोटीन भी शामिल रहती हैं। इस मेल को लिपो-प्रोटीन कहते हैं। दिल के दौरे तथा रक्त में कोलेस्ट्रोल की मात्रा के मध्य प्रगाढ़ संबंध रहता है। जिन व्यक्तियों के रक्त में कोलेस्ट्रोल का स्तर 220 मि. ग्रा./100 मि.ली. से ज्यादा रहता है, उनमें दिल के दौरे की संभावना ज्यादा रहती है। ऐसे व्यक्तियों में भी कोलेस्ट्रोल का स्तर ऊंचा मिलता है जो कोलेस्ट्रोल बहुल-क्रीम, मक्खन, घी, अंडे, मांस जैसे संतृप्त वसा वाले खाद्य पदार्थ ज्यादा खाते हैं।

किंतु मक्का, सरसों व सोयाबीन के तैल जैसे विभिन्न तैलों जिनमें असंतृप्त वसामय अम्ल रहता है, उनमें कोलेस्ट्रोल की मात्रा कम पाई जाती है और ये दिल के दौरों की संभावना को कम करते हैं। वैसे ज्यादातर व्यक्ति अपने रक्त में कोलेस्ट्रोल का स्तर पर्याप्त स्थिर बनाए रखते हैं किंतु उम्र बढ़ने, खानपान की आदतों, व्यायाम की कमी, तनाव व व्यग्रता के कारण इनका स्तर बढ़ सकता है। अल्प वसायुक्त शाकाहारी भोजन, नियमित व्यायाम, योगाभ्यास, प्रातःकालीन सैर करने तथा मोटापे, तनाव और धूम्रपान से बचाव से रक्त में कोलेस्ट्रोल का स्तर कम किया जा सकता है।

रक्त में ट्राईग्लीसेराइड्स का उच्च स्तर : ट्राईग्लीसेराइड्स वसा का दूसरा ऐसा रूप है जो हृदय-रोग का मुख्य कारण होती है। अपरिपक्व वाहिकाओं के हृदय-रोग से कोलेस्ट्रोल व ट्राईग्लीसेराइड्स का संबंध काफी पुराना रहता है। आंतों में पाचक एंजाइम्स द्वारा आहारीय वसा को कोलेस्ट्रोल मुक्त वसामय अम्ल, मोनो और डाईलीसेराइड्स में परिवर्तित किया जाता है जो अवशोषण के बाद मिलकर ट्राईग्लीसेराइड्स का रूप ले लेती है। कोलेस्ट्रोल और ट्राईग्लीसेराइड्स को लिपो-प्रोटीन नामक विशेष प्रोटीन रक्त में मिला देती हैं। यही कारण है कि के हृदय धमनी रोग तथा ट्राईग्लीसेराइड्स के स्तर के मध्य संबंध रहता है। रक्त में ट्राईग्लीसेराइड्स का आदर्श स्तर 60 से 150 मि.ग्रा./डी.एल. होता है।

अल्प कैलोरी वाली खुराक व धूम्रपान और सुरापान के निषेध से इनसे बचा जा सकता है।

कुछ तैल निर्माता कंपनियां इस बात का प्रचार कर रही हैं कि उनका उत्पाद कम ट्राईग्लीसेराइड्स वाला या इससे मुक्त है और हृदय रोग की संभावना को कम करने में सहायक है तो इस प्रकार के विज्ञापन भ्रामक हैं। यर्थाथ में सभी तैलों में हानिकारक कोलेस्ट्रोल/ट्राईग्लीसेराइड्स विद्यमान रहते हैं। वे धमनियों में जमाव के लिए समान रूप से जिम्मेदार होते हैं जिनका परिणाम हृदय-रोग होते हैं।

रक्त में एल.डी.एल. व वी.एल.डी.एल. का उच्च स्तर : लो डेन्सिटी लिपो-प्रोटीन (एल.डी.एल.) (अल्प सघनता वाले लिपिड) तथा वेरी लो डेन्सिटी लिपिड (वी.एल.डी.एल.) अत्यंत अल्प सघनता वाले लिपिड एवं कोलेस्ट्रोल मिलकर हृदय-रोग के खतरे की संभावना को बढ़ा देते हैं क्योंकि ये दोनों ही परिहृद-धमनियों में जम जाते हैं। इसलिए इन्हें हानिकारक कोलेस्ट्रोल की संज्ञा दी जाती है। एल.डी.एल. तथा वी.एल.डी.एल. यकृत में निर्मित वसा के साथ-साथ कोलेस्ट्रोल को शरीर के कोशों तक ले जाते हैं, जहां वे हानि पहुंचाते हैं। 100 मिली लीटर रक्त में 120 मि.ग्रा. एल.डी.एल. तथा 25 ग्रा. वी.एल.डी.एल. का स्तर सामान्य माना जाता है।

इस प्रकार खान-पान में सुधार, नियमित व्यायाम तथा योग सम्मत जीवन-शैली का पालन करके कोलेस्ट्रोल विशेषकर एल.डी.एल. व वी.एल.डी.एल. के स्तर में गिरावट से वाहिकाओं के हृदय-रोग के मामलों में कमी लाई जा सकती है।

एच.डी.एल. का अल्प स्तर : हाई डेन्सिटी लिपो-प्रोटीन (एच.डी.एल.) को अच्छा

कोलेस्ट्रोल इस कारण कहा जाता है क्योंकि इसका प्रभाव विपरीत पड़ता है तथा यह परिहृद धमनियों की रक्षा करता है। इसलिए इन्हें बढ़ाना चाहिए। एच.डी.एल. रक्त में प्रवाहित हो रहे अतिरिक्त कोलेस्ट्रोल को वापस यकृत में ले जाता है जहां से उन्हें शरीर से बाहर निकाल दिया जाता है। यदि कोई व्यक्ति कठोर परिश्रम करता है तो उसका एच.डी.एल. स्तर घट जाता है। तब वैसी अवस्था में इनका स्तर पुनः बढ़ाने के लिए अनेक दिनों तक पूर्ण आराम करना चाहिए। इनका सामान्य स्तर 100 मि.ली. रक्त में 40 मि.ग्राम होता है।

क्या करें और क्या न करें : कोलेस्ट्रोल, एल.डी.एल., वी.एल.डी.एल. तथा ट्राईग्लीसेराइड्स का स्तर आदर्श बनाए रखने तथा एच.डी.एल. का स्तर बढ़ाने के लिए निम्नलिखित बातों को हमेशा याद रखें :

1. संपूर्ण दूध तथा दुग्ध-उत्पादों की मात्रा कम कर सब्जियां, फल व धान्य भरपूर मात्रा में लें।
2. शाकाहारी व्यक्तियों के लिए सोयाबीन तथा विभिन्न दालें भी विकल्प होती हैं। ये अपने रेशों द्वारा कोलेस्ट्रोल कम करती हैं। घुलनशील तंतु व कोलेस्ट्रोल एक-दूसरे से मिल जाते हैं और शरीर से निष्कासित कर दिए जाते हैं।
3. मांसाहारी व्यक्तियों को मांसाहार का त्याग कर जहां तक संभव हो शाकाहारी भोजन करना चाहिए।
4. उद्जनित तैलों जैसे कि डालडा व मक्खन में मिलने वाली संतृप्त वसा की मात्रा कम करें क्योंकि ये एल.डी.एल. का स्तर बढ़ाती हैं। सूर्यमुखी, सरसों के बीज व जैतून की बहु-संतृप्त वसाएं कम हानिकारक होती हैं।
5. कॉफी व संपूर्ण दूध के स्थान पर सोया दूध का प्रयोग करें।
6. कच्चे प्याज, बादाम, अखरोट तथा अल्प मात्रा में रेड वाइन एच.डी.एल. का स्तर बढ़ाती हैं।
7. रोजाना लहसुन की 3-4 कलियां खाने से रक्त में कोलेस्ट्रोल का स्तर गिरता है।
8. रक्त में 180-200 मि.ग्रा. प्रति डे.ली. का स्तर आदर्श होता है जबकि 210-230 का स्तर सीमा रेखीय तथा इससे ऊपर खतरनाक माना जाता है।
9. सीमित कैलोरी (प्रतिदिन 1200-1300 कैलोरी) वाली तथा विभिन्न खाद्य-पदार्थों वाली खुराक जीवन के लिए स्वास्थ्यकर होती है।
10. सभी प्रकार के कोलेस्ट्रोल के स्तरों को सीमा में रखने के लिए उचित खुराक के साथ यौगिक क्रियाएं करनी चाहिए।

मधुमेह : रक्त में शर्करा का सामान्यतया अधिकतम स्तर 80-120 मि.ग्रा. (खाली पेट) तथा खाने के पश्चात् 160-200 मि.ग्रा. होना चाहिए। अगर खाली पेट रक्त-शर्करा की मात्रा 120 मि.ग्रा. तथा खाने के पश्चात् 160 मि.ग्रा. से ज्यादा होती है तो वह स्थिति मधुमेह या उच्च रक्त शर्करा कहलाती है। मधुमेह ग्रस्त व्यक्ति के मूत्र में भी शर्करा पाई जाती है तथा उनमें

दिल के दौरे की ज्यादा संभावना रहती है। ऐसे व्यक्ति मोटे होते हैं और उनका रक्तचाप व रक्त में कोलेस्ट्रोल का स्तर भी ऊंचा पाया जाता है। ये सभी दौरे का कारण बनते हैं।

अत्यधिक प्यास व मूत्र-त्याग तथा वजन में कमी इस रोग के लक्षण होते हैं तथा इस रोग से बचाव का सर्वोत्तम उपाय सुबह-शाम टहलना होता है।

मोटापा : ऐसे व्यक्ति को मोटा या स्थूलकाय कहा जाता है जिसके वजन की ऊपरी सीमा उसकी उम्र व लंबाई के अनुपात में ज्यादा होती है (परिशिष्ट-1)। अत्यधिक खाने वाले व्यक्ति जब शारीरिक क्रिया-कलाप नहीं करते हैं तो वे मोटे हो जाते हैं। ऐसे व्यक्तियों में उच्च रक्तचाप, मधुमेह तथा दिल के दौरों की ज्यादा संभावना रहती है।

मोटे व्यक्ति जहां निष्क्रिय जीवन व्यतीत करते हैं वहीं छींटाकशी का निशाना भी बनते हैं जिसके कारण उनमें मानसिक तनाव ज्यादा पाया जाता है और वे उच्च रक्तचाप व दिल के दौरे के शिकार बनते हैं। दुबले-पतले व्यक्तियों की तुलना में मोटे व्यक्तियों में दिल के दौरे की संभावना 15 गुणा ज्यादा होती है।

अल्प कैलोरी वाला, वसाहीन व कम शर्करा वाला भोजन करने और नियमित रूप से यौगिक क्रियाएं करने से मोटापे को रोका जा सकता है।

खुराक में आक्सीकरण रोधी (एंटी-आक्सीडेंट) की कमी : यह पोषक तत्वों का एक ऐसा समूह होता है जो कि विटामिन ए (बीटा-केरोटीन), विटामिन सी (एस्कोरविक एसिड) व विटामिन इ (टोकोफेरोल) के अग्रदूत होते हैं तथा ये सभी पोषक तत्व स्वयं में मिल कर एक ऐसा शक्तिशाली संगठन बनाते हैं जो शरीर की विभिन्न बीमारियों से रक्षा करने के साथ-साथ वृद्धावस्था को भी रोकते हैं। ये विटामिन विभिन्न खाद्य पदार्थों में तो पाए ही जाते हैं, साथ ही फलों व सब्जियों में प्राकृतिक रूप से निहित होते हैं। जब कि औषधियों के विटामिन कम प्रभावी तथा दुष्प्रभाव डालने वाले होते हैं।

शरीर द्वारा भोजन से मिलने वाली आक्सीजन का ईंधन के रूप में प्रयोग करने की प्रक्रिया महत्वपूर्ण होती है। रक्त द्वारा आक्सीजन समूचे शरीर में भ्रमण करता हुआ जीवित कोषों का पोषण करता है जो कि हृदय रोगों से बचाव करते हैं। यह प्रक्रिया आक्सीकरण या अपचयन कहलाती है। इसलिए विटामिन ए, सी व इ के रूप पर्याप्त मात्रा में एंटी-आक्सीडेट वाली संतुलित खुराक के साथ हल्का व्यायाम व प्राणायाम शरीर की प्रणाली व प्रत्येक कोष को पर्याप्त मात्रा में ईंधन व आक्सीजन उपलब्ध कराते हैं जिससे जरावस्था थम जाती है, हृदय धमनी रोग कम होता है तथा व्यक्ति शरीर व मन से स्वस्थ रहता है।

एकांकीपन : एकांकीपन या एकांतवास हृदय धमनी रोग, चर्म रोगों और कैंसर तक का एक प्रमुख कारण है। एकांकीपन महज अकेलापन नहीं होता है बल्कि इसका अर्थ तो असंबद्धता या अलगाव होता है। यह एक ऐसी भावनात्मक स्थिति होती है जिसमें व्यक्ति जीवन में अकेला छोड़ दिए जाने का तीव्र

अहसास करता है। अक्सर सेवानिवृत्ति ऐसी स्थिति को उत्पन्न करती है जैसे कि पहले शक्ति का उपयोग कर चुका कोई अधिकारी अब सेवामुक्त हो जाने पर विचार करता है कि अन्य व्यक्तियों ने उसका सम्मान करना छोड़ दिया है। ऐसे ही अपना कैरियर बनाने में प्रयासरत किसी नवयुवक को अड़ियल अधिकारी व असहयोगी या शत्रु-भावना रखने वाले साथी कर्मचारी मिलते हैं तो उसे अपने क्रोध को दबा कर मजबूरन नौकरी करनी पड़ती है और वह स्वयं को असहाय अनुभव करता है। कोई प्रतिभाशाली व्यक्ति जब देखता है कि अन्य व्यक्ति उसकी प्रतिभा को नकार रहे हैं तो वह भी कड़ुवाहट से भर जाता है।

इतना ही नहीं, कोई व्यक्ति स्वयं अपने घर में खुद को पारिवारिक मतभेदों व तनाव के कारण एकांकी महसूस करता है। पति-पत्नी में से जब कोई एक-दूसरे को नकारने लगता है तो वह भी स्वयं को अकेला महसूस करता है। सुखी-वैवाहिक जीवन के पश्चात् जीवन साथी की मृत्यु भी वियोग के प्रारंभिक वर्षों में दिल के दौरे का प्रमुख कारण होती हैं। इसी प्रकार माता-पिता द्वारा बच्चे पर ध्यान न दिए जाने के कारण वह भी एकांकीपन अनुभव करता है, विशेषकर तब तो और भी जब उसके सम्मुख कोई समस्या हो।

एकांकीपन चूंकि जीवन के वास्तविक आनंद को नष्ट कर देता है इस कारण अत्यंत पीड़ादायक होता है तथा साथ ही यह शत्रुता, सनकीपन, स्व-केंद्रता व हीन भावना को भी उत्पन्न करता है जिनके कारण विभिन्न रोगों विशेषकर वाहिकाओं के हृदय-रोग की शुरुआत होती है। इसका शरीर, विशेषकर प्रतिरक्षा प्रणाली तथा रक्त की संरचना पर बुरा प्रभाव पड़ता है। एकांकी इंसान धूम्रपान व शराब आदि का सहारा लेता है जो कि हालात को और भी बिगाड़ कर हृदय-रोग के खतरे को बढ़ाते हैं।

शत्रुता : शत्रुता का शब्दकोशिय अर्थ है - बदले की भावना भरा व्यवहार। वैसे व्यापक अर्थ में इसमें असहनशीलता, आक्रामक व्यवहार, बेवजह क्रोध तथा किसी के प्रति घृणा का भाव। हम लोग आमतौर पर सहनशीलता को सद्‌गुण मानते हैं किंतु जब हमें मन में नापसंदगी का भाव रखे किसी को आधे-अधूरे या ऊपरी मन से सहन करना और कुछ न होकर अपने क्रोध की भावना को दबाना होता है तो उसका हृदय पर क्रोध जैसा ही प्रभाव पड़ता है। विद्वेष या बैर भावना का उदय, बाल्यावस्था में माता-पिता द्वारा बच्चे की चिंता न किए जाने के कारण होता है क्योंकि उससे बच्चे में घर व स्कूल में असुरक्षा व अन्याय की भावना पनपती है। बचपन में इस प्रकार का अन्याय अनुभव करने वाले बच्चों में प्रत्येक के प्रति कड़ुवाहट उत्पन्न होती है और इसके फलस्वरूप समूची दुनियां के प्रति विद्वेष की भावना भी। बैर-भावना से स्वभाव अत्यंत चिड़चिड़ा बन जाता है तथा बच्चा सभी के प्रति सनकी व्यवहार के साथ आत्म-केंद्रित हो जाता है। वह सभी को तिरस्कार की दृष्टि से देखता एवं एकांकीपन अनुभव करता है।

आत्म-केंदित व्यक्तित्व : असुरक्षा की भावना से व्यक्ति आत्म-केंद्रित बनता है क्योंकि यह

भावना उसमें दूसरे व्यक्तियों तथा अच्छा-बुरा सोचे बिना केवल स्वयं के हितों पर ध्यान देने की प्रवृत्ति पैदा करती है और वह दूसरों का अहित करने से भी नहीं चूकता। व्यक्ति इतना आत्म-केंद्रित हो जाता है कि जीवन के प्रति उसका नजरिया संकीर्ण बन जाता है जिसका बुरा प्रभाव उसकी धमनियों पर भी पड़ता है।

दोषदर्शिता : जब व्यक्ति का जीवन के उज्जवल पक्ष पर से विश्वास खत्म हो जाता है तथा वह संसार की प्रत्येक अच्छी-बुरी बात में केवल कमियों को खोजता है तो वह तिरस्कार से मानव-द्वेषी बन जाता है तथा डॉ. डीन ओर्निश के मतानुसार ऐसी प्रवृत्ति उसके हृदय के लिए विष का कार्य करती है।

रोजगार का तनाव : नवयुवकों में दिल के दौरे के प्रमुख कारणों में प्राय: रोजगार की असुरक्षा का तनाव, अन्याय की अनुभूति, अधिकारी से सतत झगड़ा, सहयोगियों का असहयोग कम अवधि में ज्यादा से ज्यादा उन्नति करने की महत्वाकांक्षा, ईर्ष्या तथा गला काटने वाली प्रतियोगिता होती है। इनके अलावा व्यापारिक, आर्थिक, प्रबंधकीय तथा श्रमिकों की समस्याएं भी भारी तनाव का कारण होती हैं।

एक सरकारी बैंक का 35 वर्षीय कर्मचारी श्री अरविंदो व श्री मां का भक्त था तथा संतुष्ट और स्वस्थ जीवन व्यतीत कर रहा था। तभी पदोन्नति की विभागीय परीक्षा में उससे कम योग्य कर्मचारी का चयन हो गया और यह नवयुवक पीछे रह गया। इसके परिणामस्वरूप अन्याय की उग्र अनुभूति के साथ वह लगभग 3 वर्षों तक तनावग्रस्त रहा और स्वयं को अकेला महसूस करता रहा। इन अनुभूतियों से उसे धमनियों का रोग हो गया तथा एंजियोग्राफी होने के बाद उसे बाईपास सर्जरी की सलाह भी दी गई। दुनियां के प्रति असंतोष का भाव भी वाहिकाओं के हृदय-रोग को जन्म देता है।

पारिवारिक तनाव : पारिवारिक तनाव के कारणों में आकस्मिक आर्थिक-संकट, लंबी चलती बीमारी का महंगा उपचार, वैवाहिक-विवाद, सदमा पहुंचाने वाली अनर्थकारी पारिवारिक घटनाएं तथा संतानों से मतभेद शामिल रहता है तथा इसके कारण भी व्यक्तियों में हृदय धमनी रोग उभरने लगते हैं।

लोभ : आज हम एक ऐसे सामाजिक-आर्थिक ढांचे में जीवन व्यतीत कर रहे हैं जिसमें प्रत्येक व्यक्ति दिन भर अमानवीय गति से कार्यरत है। हम भौतिक स्तर पर वस्तुओं, बौद्धिक स्तर पर ज्ञान तथा शारीरिक स्तर पर अनुभवों को ग्रहण करते रहते हैं। प्राप्त की गई प्रत्येक उपलब्धि व अनुभव के साथ हम अपनी अहं भावना को बढ़ाते जाते हैं एवं अपने ईर्द-गिर्द एक घेरा सा बनाते जाते हैं और स्वयं के वास्तविक रूप से भिन्न अलगाव भरा एकांकी जीवन व्यतीत करते हैं। लोभ या लालच एक आम मानवीय प्रवृत्ति है। हमें अगर किसी वस्तु से लाभ पहुंचता है तो हम उस वस्तु को अधिकाधिक प्राप्त करने का प्रयास करते हैं, फिर चाहे वह नाम हो या यश, धन, प्राचीन कलाकृतियां या सांसारिक वस्तुएं। महत्वाकांक्षा तथा लोभ के मध्य एक क्षीण रेखा होती है। हम रोजाना के जीवन में योग के प्रसार जैसे मानवीयता भरे अपने सद्प्रयासों में भी सीमा का अतिक्रमण कर जाते हैं।

बैठक वाला जीवन : हृदय-रोग का एक प्रमुख कारण श्रमहीन जीवन-शैली भी होती है। अनेक अध्ययनों से इस तथ्य का पता चला है कि शारीरिक श्रम करने वाले किसानों, श्रमिकों व बस कंडकटरों आदि की तुलना में केवल टेबल कार्य करने वाले, क्लर्कों, अधिकारियों, डॉक्टरों, वकीलों तथा व्यापारियों को दिल का दौरा ज्यादा पड़ता है। प्रायः नियमित शारीरिक व्यायाम न करने वाले, बैठे रहने वाली जीवन-चर्या व्यतीत करने वाले व्यक्ति का वजन जरूरत से ज्यादा होता है तथा फेफड़ों व परिभ्रमण प्रणाली की अपर्याप्त क्रियाशीलता के कारण उनमें संधियों व अस्थियों की विकृतियां उभरने लगती हैं। नियमित रूप से शारीरिक व्यायाम न केवल संधियों के दर्द, उच्च रक्तचाप व दिल के दौरों से बचाता है बल्कि व्यक्ति को चुस्त व सक्रिय भी बनाता है। उसके फेफड़े शक्तिशाली, संधियां लचीली व स्वस्थ तथा चेहरा और त्वचा युवा रहती हैं।

इस प्रकार व्यायाम जीवन के वर्षों को बढ़ाता है साथ ही बढ़े वर्षों को जीवन भी देता है।

धूम्रपान व सुरापान : धूम्रपान तथा जर्दा, गुटका या खैनी के रूप में तंबाकू का सेवन इतना खतरनाक होता है कि उसके सेवन से दिल का दौरा, फेफड़ों का कैंसर, अल्सर, ब्रोंकाइटिस और धमनियों का संकरापन जैसे गंभीर रोग पैदा होते हैं। अनेक वैज्ञानिक अध्ययनों से यह बात स्पष्ट हो गई है कि अत्यधिक धूम्रपान करने वालों को दिल का दौरा ज्यादा पड़ता है, वह भी युवावस्था में। इस कारण उनमें दिल के दौरे से होने वाली मृत्यु की दर ऊंची होती है। इसीलिए धूम्रपान छोड़ देने पर उनमें रोगों व दिल के दौरों की संभावना घट जाती है। मात्र एक सिगरेट भी शरीर को पर्याप्त क्षति पहुंचाती है। दिन में 15 या उससे ज्यादा सिगरेट पीने वालों को दिल के दौरे की संभावना 4 गुणा बढ़ जाती है।

इसी प्रकार अल्कोहल भी वाहिकाओं के हृदय-रोग का कारण होता है। यह रक्त में ट्राईग्लीसेराइड्स व वसा का स्तर बढ़ाता है और स्नायविक क्षति पहुंचाता है। सुरापान परिवार के समरसता भरे वातावरण को दूषित करता है जिससे पारिवारिक तनाव और तद्पश्चात उससे परिहृद धमनी रोग उत्पन्न उत्पन्न होता है।

खण्ड-3

तनाव तथा परिहृद धमनी रोग

अध्याय-7

तनाव तथा परिहृद धमनी रोग

तनाव तथा परिहृद धमनी रोग

7.1 परिचय

प्रत्येक मनुष्य जीवन पर्यंत प्रसन्नता, आंतरिक शांति, प्यार व स्नेह आदि की खोज में लीन रहता है तथा इन सब को प्राप्त करने के लिए धन व सत्ता की प्राप्ति के लिए प्रयत्नशील रहता है। किंतु ये प्राप्त हो जाने के पश्चात् भी असंतुष्ट व दुःखी रहता है। उसकी और ज्यादा धन व सत्ता की प्यास शांत नहीं होती। इसके परिणामस्वरूप उत्पन्न हुए तनाव से उनका जीवन व स्वास्थ्य बुरी तरह प्रभावित होते हैं और वह धमनियों के हृदय रोग से ग्रस्त हो जाता है।

महान दार्शनिक एवं कवि लार्ड मेकेंजी का कथन है :

"ऐशो-आराम बना देता है इंसान को इतना नाजुक, कि उसे प्रसन्न करना कठिन होता है मगर दुःखी करना आसान।

नतीजा, आखिर में उसका आनंद उसकी मुसीबत बन जाता है।

ऐशो-आराम सुंदर तो होता है मगर संतुष्ट होना बहुत मुश्किल।"

7.2 तनाव क्या है?

तनाव एक ऐसा शब्द है जो पूरी दुनिया में और हर व्यक्ति द्वारा प्रयोग किया जाता है किन्तु अभी तक इसकी कोई स्पष्ट परिभाषा गढ़ी नहीं जा सकी है। आप चाहें तो प्रयास करके देखिए। वैसे यहां इसकी कुछ परिभाषाएं देने की कोशिश की जा रही है।

चिकित्सिय : चिकित्सा-विज्ञान के अनुसार तनाव व्यक्ति की अस्पष्ट मांगों - चाहे वे शारीरिक हों या मानसिक, वांछित या अवांछित - के प्रति शरीर की विशिष्ट प्रतिक्रिया होती है। ये प्रतिक्रियाएं एड्रेनोकोर्टी-कोट्रोपिक हारमोन्स और कोर्टिसोल के स्राव के रूप में होती हैं। ऐसे ही दो अन्य हारमोन्स के दबाव जनित स्राव हैं - एड्रेनेलिन तथा नॉन- एड्रेनेलिन।

व्यावहारिक : तनाव की एक अधिक व्यावहारिक परिभाषा इस प्रकार है, "जब रोजमर्रा के जीवन की समस्याएं, हमारी इनसे निपटने के संसाधनों की क्षमता से अधिक हो जाती हैं तो तब हम तनाव का अनुभव करते हैं।" किंतु साथ ही हमें यह नहीं भूलना चाहिए कि तनाव केवल हमारी बाहरी मांगों की

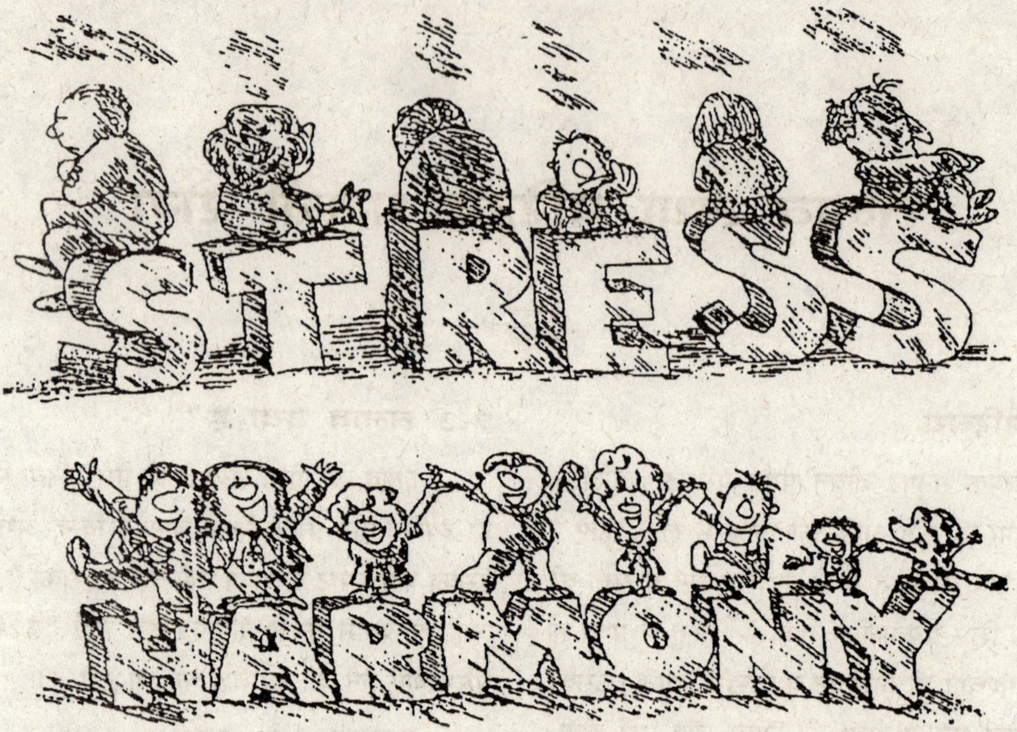

चित्र-7.1 तनाव बनाम समरसता

देन नहीं होता है बल्कि यह आंतरिक रूप से हमारी उम्मीदों, भयों, आशाओं और विश्वासों द्वारा भी उत्पन्न होता है।

तनाव मानव-मस्तिष्क की सबसे बड़ी समस्या होता है। तनाव की स्थिति में व्यक्ति के अन्दर हीनता-बोध घर करने लगता है और व्यक्ति के व्यक्तित्व को बदल देता है। (चित्र 7.1)।

अब प्रश्न उठता है कि क्या धन व सत्ता के साथ कार्यक्षमता, मित्रता, शांति व प्रसन्नता जैसी अच्छाईयां रह सकती हैं? प्रस्तुत खंड में मांगों व रोजमर्रा के जीवन को अप्रभावित रखते हुए तनाव के मध्य संतुलन स्थापित करने के कुछ उपाय बताए जाएंगे। दूसरे शब्दों में हम इसे योग सम्मत जीवन-शैली की कला व विज्ञान कह सकते हैं। इन्हें पूर्ण संतुलित सुखी जीवन के लिए भी अपनाया जा सकता है।

7.3 अत्यधिक तनाव के मुख्य कारण

सक्रिय एवं क्रियाशील व्यक्ति एक विशेष रूप में तनाव से ग्रस्त होता है। रोजाना के कार्यों में वह इतना जल्दबाज होता है कि काम के पीछे वह नाश्ता भी नहीं कर पाता है, किसी प्रकार कम मात्रा में खाद्य-पदार्थों को निगल भर पाता है। लंच के समय भी काम में डूबा

रहता है। देर शाम तक काम करने के पश्चात् अपने सहयोगियों व ग्राहकों के साथ कुछ पैग शराब पीने के बाद अति वसा व मसाले वाला डिनर लेता है और फिर रात में काफी देर से सोता है, अगले दिन भी ऐसी ही थकाने वाली दिनचर्या के लिए। वह संभवतः भूल जाता है कि जिस रोजी-रोटी के लिए वह इतना वक्त खर्च करता है उसी रोटी को खाने के लिए उसके पास वक्त नहीं होता। अनुचित योजना, अस्त-व्यस्त दिनचर्या, शारीरिक गतिविधियों की कमी तथा शारीरिक व मानसिक आराम उसकी दिनचर्या से लुप्त रहती है। किसी व्यक्ति द्वारा समस्याओं के सामना किए जाने वाले अतिरिक्त भार इस प्रकार हैं :

1. कार्य का अतिभार
2. समय का अतिभार
3. मांगों का अतिभार
4. सूचनाओं का अतिभार
5. बीमारी का अतिभार

कार्य अतिभार : प्राचीनकाल में कार्य न तो जटिल होते थे और न ही इतना अधिक। तब जीवन आसान था। घर का एक सदस्य कमाता था तथा शेष

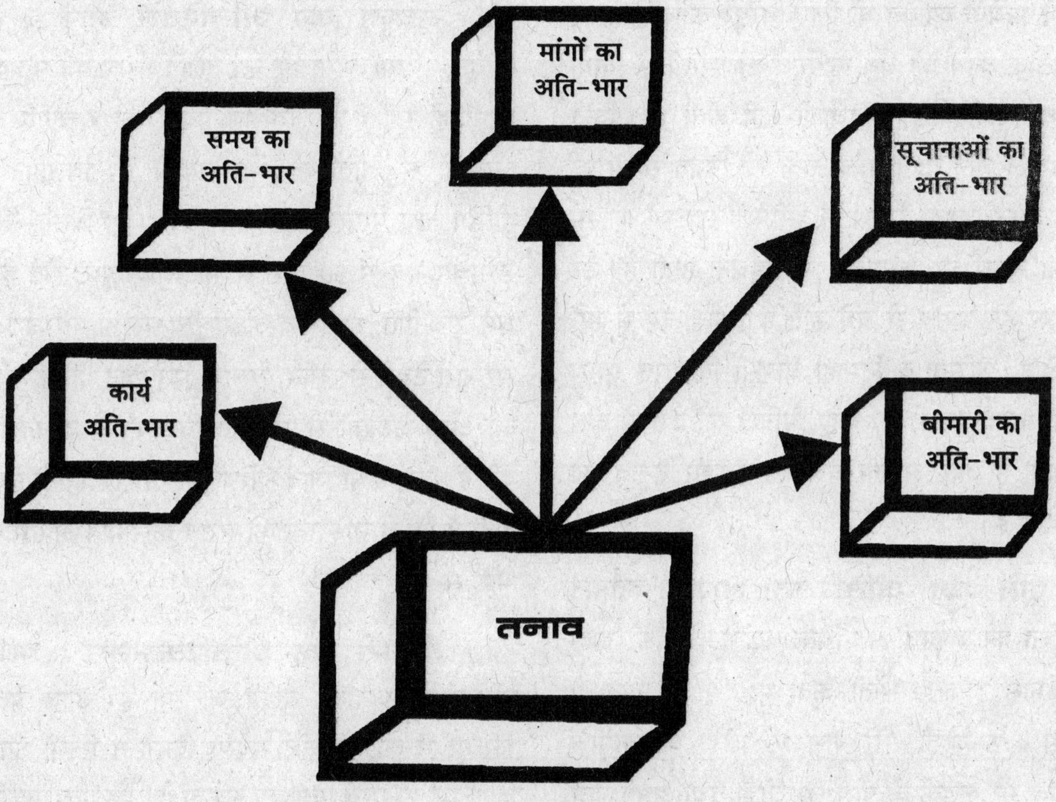

चित्र-7.2 अतिभार तनाव के पांच कारक

परिवार आराम के साथ गुजारा करता था। मगर आधुनिक जीवन शैली में परिवार के प्रत्येक सदस्य को कमाना पड़ता है फिर भी उनकी आय जरूरतों को पूरा करने में अपर्याप्त रह जाती हैं।

टी.वी., कार, बिजली, पानी, टेलीफोन, भोजन पकाना, कम्प्यूटर सीखना, लिखना-पढ़ना तथा मेहमानों की आवभगत, ये सब ऐसे अतिरिक्त कार्य होते हैं जो तनाव को जन्म देते हैं। पूरा परिवार घर व कार्यालय के अतिरिक्त-भार से दबा होता है।

समय का अतिरिक्त भार : प्राचीन काल में प्रत्येक व्यक्ति के लिए भरपूर काम होता था तथा प्रत्येक कार्य को धैर्य के साथ खूबसूरती से किया जाता था, कहीं कोई जल्दबाजी नहीं होती थी। किंतु आज स्कूल जाने वाले बच्चों तक को नियत समय पर घर से चलना पड़ता है तथा नौकरीपेशा सदस्यों को भी निश्चित समय पर कार्यालय में पहुंचना होता है। हर कदम पर हम समय से बंधे होते हैं। कार्यालय में हमें साप्ताहिक, मासिक व तिमाही वापसी निर्धारित समय में जमा करनी पड़ती है। कुछ मिनिटों की देरी से बस छूट ज़ाती है और अगली बस का इंतजार तनाव को जन्म देता है।

पूर्ति का अतिरिक्त भार : वर्तमान में व्यक्ति की जरूरतें अत्यधिक बढ़ गई हैं। मेरे दादा जी के पास 2 जोड़ी धोती-कुर्ता था तथा मेरे पिताजी के पास 4-5 जोड़ी। मेरे पास 15 जोड़ी पैंट-कमीज हैं जबकि मेरे लड़के के पास 50 जोड़ी तथा अपने पौत्र की जरूरत के लिए मुझे मस्तिष्क पर जोर डालना पड़ेगा क्योंकि सैकड़ों जोड़े कपड़े होने पर भी वह कपड़ों की तंगी महसूस करता है। परिवार के सदस्य जब कभी भी फ्लैट, कारें, घड़ियां, परिधान, एयर कंडीशनर, साड़ियां और रसोई का सामान या कोई नई चीज देखते हैं तो उसी के अनुसार उनकी जरूरत होने लगती है। यह एक ऐसी प्रक्रिया है जो कभी खत्म नहीं होती और उसके लिए हमें अतिरिक्त कार्य करना पड़ता है। अतिरिक्त कार्य के लिए ज्यादा समय की आवश्यकता होती है और अंततः जरूरतों के अतिरिक्त-भार से दब जाते हैं।

सूचना का अतिरिक्त भार : आज टी.वी., रेडियो, समाचार पत्र तथा विभिन्न पत्र पत्रिकाएं इतनी हो गई हैं कि विभिन्न प्रकार की सूचनाएं बड़ी आसानी से अतिरिक्त भार बढ़ाती हैं। विज्ञापन की होर्डिंग तथा पेम्फ्लेट तो आम हो गई है। किसी-किसी समाचार पत्र में 50 पृष्ठ से भी ज्यादा पृष्ठ होते हैं ज़ो धर्म, राजनीति, राष्ट्रीय व अंतर्राष्ट्रीय मसलों, सरकारी-गैर सरकारी टेंडरों से लेकर विज्ञान, मनोरंजन दैनिक जीवन की आम जरूरतों से संबंधित विज्ञापन व जानकारियां देते हैं। इन सभी जानकारियों की तादाद इतनी ज्यादा होती हैं कि वे मस्तिष्क को सराय की भांति अतिरिक्त-भार से भर देती हैं।

बीमारी का अतिरिक्त-भार : व्याधियों की संख्या प्रतिदिन बढ़ती जा रही हैं। आज प्रत्येक परिवार में कोई न कोई सदस्य किसी न किसी उग्र या जीर्ण रोग से ग्रस्त पाया जा सकता है। यह एक प्राकृतिक घटना होती है, विशेषकर वृद्धावस्था की व्याधियां, और

कोई भी ऐसी परिस्थितियों से बच नहीं पाता। इसलिए हमें ऐसी स्थिति का मुकाबला धैर्य, शांति व मुस्कुराहट के साथ करना चाहिए।

7.4 जीवन संश्लेषण के सात क्षेत्र

जीवन में बढ़ते दबाव का एक प्रमुख कारण जीवन-संश्लेषण के सात क्षेत्रों में उपयुक्त संतुलन का अभाव होता है। इन सातों क्षेत्रों में जो व्यक्ति सही तालमेल नहीं रख पाता है उसे प्रचंड दबाव का मुकाबला करना पड़ता है। ये क्षेत्र हैं - 1. कार्य व व्यवसाय, 2. धन, 3. स्वास्थ्य, 4. परिवार, 5. प्यार व स्नेह, 6. सामाजिक जीवन व 7. आध्यात्मिक वातावरण।

कार्य व व्यवसाय : आप खुद का आकलन करके देखिए कि क्या आप अपने कार्य या व्यवसाय के प्रति संतुष्ट हैं? आप उसे पसंद करते हैं या नापसंद। अगर कोई व्यक्ति अपने कार्य को नापसंद करता है तो उस पर अतिरिक्त दबाव रहता है। कुछ व्यक्ति स्वयं को अधिकारी के रूप में देखना चाहते हैं जिसके मातहत अनेक व्यक्ति कार्य करते हों, फिर चाहे वेतन कम भी क्यों न हो जैसे कि प्रिंसीपल या निदेशक या प्रबंध निदेशक। इसके विपरीत कुछ व्यक्ति पद को महत्ता न देते हुए धन को तरजीह देते हैं। किंतु महत्वपूर्ण बात यह होती है कि व्यक्ति को अपने कार्य या व्यवसाय से प्यार करना चाहिए।

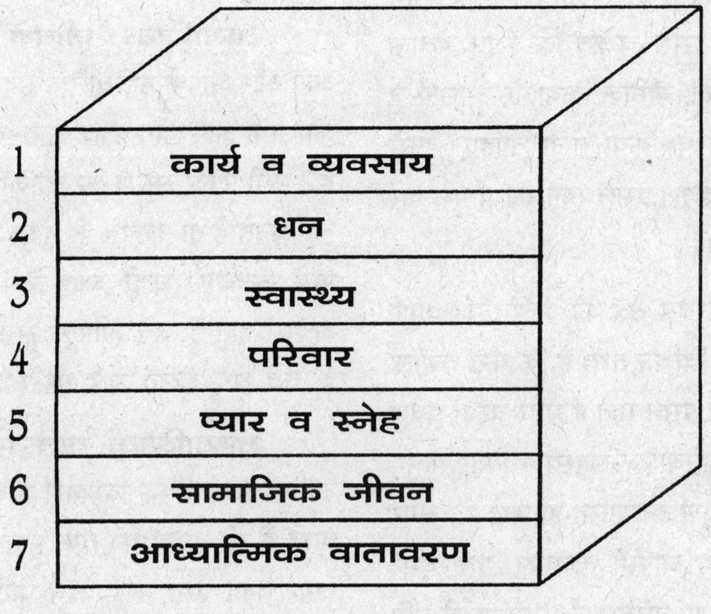

चित्र-7.3 जीवन-संश्लेषण के सात क्षेत्र।

धन : धन क्षेत्र का आशय यह नहीं है कि आपकी आय लाखों या करोड़ों में हो। अगर वह कम भी है तो कोई फर्क नहीं पड़ता लेकिन महत्वपूर्ण यह होता है कि आपकी आय व व्यय के मध्य संतुलन रहे। खर्च को आमदनी से ज्यादा नहीं होना चाहिए तभी आपका धन-क्षेत्र शक्तिशाली बनेगा।

स्वास्थ्य : आधुनिक समाज में स्वास्थ्य भी चिंता का एक विषय होता है क्योंकि हर व्यक्ति किसी न किसी स्वास्थ्य समस्या से ग्रस्त रहता है जिससे तनाव की उत्पत्ति होती है। इससे बचाव के लिए प्रत्येक व्यक्ति को उचित आदतों, यौगिक क्रियाओं, आसनों व ध्यान के विषय में शिक्षित किया जाना चाहिए। इनसे उसका स्वास्थ्य ठीक रहेगा। प्रसन्न रहने का प्रयास करें तथा स्वयं को फिट रखें।

परिवार : परिवार क्षेत्र को अत्यंत महत्वपूर्ण माना जाता है किंतु यह विचित्र तथ्य है कि कुछ व्यक्ति अपने कार्य स्थल पर तो प्रसन्न रहते हैं मगर घर में प्रवेश करते ही अपने किसी पारिवारिक सदस्य - पिता, पत्नी, बेटे या पुत्र-वधू के कारण तनावग्रस्त हो जाते हैं। अगर परिवार के सभी सदस्य आपसी तालमेल, एक-दूसरे के प्रति प्यार भावना तथा परिवार के मुखिया के प्रति भी प्रेमिल रहते हैं तो ऐसा परिवार स्वर्ग समान बन जाता है। मगर आज तलाक एक आम बात हो गई है। अत: परिवार के प्रत्येक सदस्य को एक-दूसरे की रुचियों- अरुचियों का ध्यान रखना चाहिए।

प्यार एवं अनुराग : जहां आपके पारिवारिक सदस्यों को आपका मान-सम्मान करना चाहिए वहीं आपको भी उनसे स्नेह व त्याग-भावना रखनी चाहिए। आप उनसे केवल अपेक्षाएं रखते हैं, चाहे आपके बच्चे आपका सम्मान करते हों या आपकी अंतिम सांस की प्रतीक्षा कर रहे हों। इस क्षेत्र को अन्य सदस्यों के प्रति स्नेह रखकर तथा त्याग-भावना से सुदृढ़ बनाया जा सकता है। अगर आपको ऐसा महसूस होता है कि संकट की घड़ियों में आपके पारिवारिक सदस्य आपके कंधे से कंधा मिलाए रहते हैं तो इसका अर्थ है - आपका यह क्षेत्र शक्तिशाली है।

सामाजिक जीवन : प्रश्न है कि क्या आप और आपके पारिवारिक सदस्य समाज से जुड़े हैं? और क्या आप लोग उनके सुख-दु:ख में भागीदार बनते हैं? भली प्रकार स्मरण कर लीजिए! अगर आप भागीदार नहीं बनते हैं तो जरूरत के वक्त शायद ही कोई आपके पास फटकेगा! शादी-ब्याह जैसे बहुत से ऐसे अनेक अवसर होते हैं जब आपको समाज की जरूरत पड़ती है, तब धन-दौलत सब धरे रह जाते हैं।

आध्यात्मिक वातावरण : प्राय: अधिकांश व्यक्ति आध्यात्मिक विश्वास व वातावरण को अनदेखा करते हैं जो तनाव का एक महत्वपूर्ण कारण होता है। अगर आप ऐसा कोई कार्य करते हैं जिसे न समाज मान्यता देता है और न कानून तो ऐसे में आपकी चेतना आपको माफ नहीं करती है और आप दु:खी व तनावग्रस्त हो जाते हैं। क्या ईश्वर पर आपकी आस्था है? अगर आप ईमानदार नहीं हैं तो आप तनाव मुक्त जीवन व्यतीत नहीं कर सकते! अनुचित ढंग से प्राप्त उपलब्धियां आपको कभी भी सुख व शांति नहीं दे सकती।

7.5 तनाव एवं मनोदैहिक व्याधियां

आधुनिक चिकित्सा-विज्ञान आज से दो दशक पूर्व तक तनाव को विभिन्न बीमारियों का जनक नहीं मानता था। वैसे देखा जाए तो अल्प आय वाले श्रमिकों, ग्रामीणों तथा कृषकों की तुलना में उच्च पदाधिकारियों में उच्च रक्तचाप, हृदय रोग, अल्सर तथा सर्वाइकल स्पोंडीलोसिस की शिकायत अधिक पाई जाती है। इस रोचक खोज की व्याख्या केवल तीव्र तनाव के आधार पर की जा सकती है। विगत कुछ दशकों में रोगों के वैज्ञानिक अध्ययनों व निरीक्षणों से यह तथ्य स्पष्ट हो गया है कि कुछ आम बीमारियां अत्यधिक तनाव का सीधा परिणाम होती हैं, अत: उन्हें **मनोदैहिक रोग** कहा जाता है।

तनाव जनित आम रोग :

1. उच्च रक्तचाप।
2. एंजाइना, वक्षस्थल में दर्द।
3. दिल का दौरा।
4. तनाव, सिरदर्द, माइग्रेन।
5. कमर दर्द/कंधों में दर्द/शरीर में दर्द।
6. सर्वाइकल स्पोंडीलोसिस।
7. अस्थमा/श्वासनलिकाओं का दमा।
8. एलर्जी।
9. जीर्ण थकान।
10. व्यग्रता, अवसाद।
11. अनिद्रा।
12. भय/मनोविकृति/तंत्रिका रोग।
13. आंतों की अनियमित लक्षण।
14. पेप्टिक अल्सर।

तनावग्रस्त व्यक्तियों में वाहिकाओं का हृदय रोग सर्वाधिक होता है।

7.6 अत्यधिक तनाव के मुख्य लक्षण :

शारीरिक लक्षण :

1. तनावग्रस्त मांसपेशियां : कंधों में दर्द/कटि-शूल।
2. अनियमित श्वसन क्रिया।
3. मुंह का सूखना।
4. हथेलियों पर पसीना।
5. ठंडी ऊंगलियां।
6. हाथों का कांपना।
7. बार-बार मूत्र त्याग।

व्यावहारिक लक्षण :

1. धूम्रपान : सिग़रेट ज्यादा पीना।
2. तंबाकू : गुटका आदि का ज्यादा सेवन।
3. उत्तेजकों का सेवन : बार-बार चाय-कॉफी पीना।
4. अल्कोहल : बढ़ती मात्रा में शराब का सेवन।
5. नाखून चबाना, घुटने हिलाना, ऊंगलियां चटकाना, बाल नोचना।
6. आवेशित/सनकी व्यवहार : ताले आदि वस्तुओं को बार-बार जांचना।
7. सामाजिक विमुखता : दूसरों की बातों/इच्छाओं के प्रति अरुचि।
8. अरुचि पूर्ण रवैया : स्वयं के प्रति बेखबर रहना
9. अव्यवस्थित जीवन-यापन।

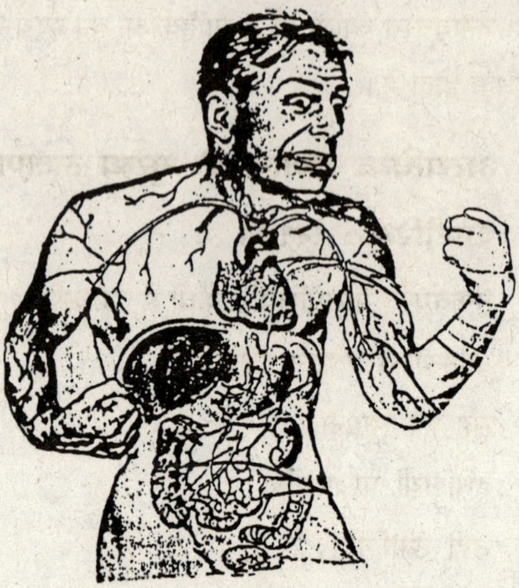

चित्र–7.4 व्यक्ति उग्र दबाव की स्थिति में।

भावनात्मक लक्षण :

1. चिड़चिड़ाहट।
2. गर्म मिजाज।
3. बेवजह जल्दबाजी।
4. व्यग्रता।
5. अवसाद ग्रस्त।
6. असुरक्षा का अहसास/हत्या या आत्महत्या की इच्छा।
7. व्यर्थ की उग्रता : बेवजह संघर्ष करना।
8. अनिद्रा।
9. दु:स्वप्न।
10. जिम्मेदारियों से बचने की प्रवृत्ति।

कोंगनिटिव लक्षण :

1. हंसी–मजाक का अभाव।
2. स्मरणशक्ति की कमी।
3. भुलक्कड़पन।
4. बुद्धि की कमी।
5. विचारों की अस्पष्टता।
6. निर्णय न कर पाना।
7. अकारण भय।
8. रचनात्मकता की कमी।

शारीरिक लक्षण :

1. हृदय–गति बढ़ी हुई।
2. रक्तचाप ऊंचा।
3. मांसपेशियों का बढ़ा तनाव : स्वैच्छिक मांसपेशियों में अतिरिक्त रक्त प्रवाह।
4. विद्युत धारा संबंधी त्वचा–प्रतिरोध कम होना।
5. श्वसन–गति बढ़ना।
6. आक्सीजन का उपयोग बढ़ना।
7. धमनियों में ऐंठन।
8. पसीना।
9. श्वास–नली का प्रसार।
10. मूत्र की मात्रा कम होना।
11. सीरम में कोर्टिसोन बढ़ना।
12. रक्त–शर्करा बढ़ना।
13. सीरम में केटकोलमाइन्स का बढ़ना।
14. सीरम में कोलेस्ट्रोल का बढ़ना।

इन सभी लक्षणों का एक साथ मिल कर उभरना धमनियों के हृदय–रोग को जन्म देता है जो मामूली से लेकर उग्र तक हो सकता है और सिद्ध करता है कि दबाव धमनियों के हृदय–रोग एक प्रमुख कारण होता है।

अध्याय-8

तनाव की देखभाल

तनाव की देखभाल

8.1 परिचय

वैसे तो इस तथ्य में कोई संदेह नहीं है कि तनाव परिहृद धमनी रोग का एक प्रमुख कारण होता है, मगर यह भी सच है कि तनाव जीवन के लिए अत्यंत आवश्यक भी होता है क्योंकि तनाव के अभाव में हम कोई भी उपलब्धि हासिल नहीं कर सकते और न ही अपने कर्त्तव्यों व जिम्मेदारियों का पालन कर सकते हैं। चूंकि अभी तक किसी ऐसे उपकरण का अविष्कार नहीं हो सका है जो तनाव को माप सके इसलिए तनाव को दो प्रमुख श्रेणियों में विभाजित किया जा सकता है - (i) आदर्श तनाव तथा (ii) अतिरिक्त तनाव।

8.2 आदर्श तनाव

स्पष्ट है कि जीवन में किसी भी कार्य को करने या लक्ष्य की प्राप्ति के लिए तनाव अनिवार्य होता है। तनाव के अभाव में व्यक्ति सुस्त, अयोग्य, गैर-जिम्मेदार और निराश हो जाता है। ऐसे तनाव के साथ उद्देश्य की प्राप्ति के लिए व्यक्ति अपनी सारी शक्ति को कार्य पर लगा देता है और सफलता की योजना बनाता है। तनाव का सहारा लेकर ही व्यक्ति जीवन की परिस्थितियों का सफलतापूर्वक मुकाबला कर पाता है। इसलिए आपको अपने कार्य या व्यवसाय से प्यार करना चाहिए और बिना किसी उत्तेजना के उसे पूर्ण संतोष के साथ पूरा करना चाहिए। आपको दूसरों का मान-सम्मान करते हुए अपने पड़ोसियों, सहकर्मियों, मातहतों और प्रत्येक आगंतुक से समरसता पूर्ण व्यवहार व संबंध बनाने चाहिए। वैसे इन सभी के लिए कुछ तनाव जरूरी होता है और यही अल्प तनाव 'आदर्श-तनाव' कहलाता है। ऐसे आदर्श तनाव वाले व्यक्तियों को 'ब' श्रेणी में रखा जा सकता है।

8.3 अतिरिक्त तनाव

कुछ ऐसे व्यक्ति जो स्वयं को जीवन में सफलतम मानते हैं, प्राय: इस तथ्य से अनजान होते हैं कि वे सतत अतिरिक्त तनाव के अंतर्गत रहते हैं। उनके सम्मुख अत्यधिक कार्य तथा सुलझाने के लिए अनेक समस्याएं रहती हैं। उनके पास अक्सर समय की कमी रहती है, इसी कारण वे बेचैन, अधीर एवं थके रहते हैं। रात में देर से घर लौटने पर वे पूर्णत: थके व उच्च तनाव से ग्रस्त होते हैं। वे मानसिक रूप से निराश व असंतुष्ट होते हैं। भली प्रकार नींद न आने के कारण उन्हें नींद की गोलियों का सहारा लेना पड़ता है। प्रात:काल जागने

पर वे स्वयं को कभी भी तरो-ताजा महूसस नहीं करते। ऐसे व्यक्ति बड़ी सहजता से षरिहृद धमनी रोग से ग्रस्त हो जाते हैं। इन्हें 'अ' श्रेणी के व्यक्तियों में वर्गीकृत किया जा सकता है।

8.4 तनाव की उत्पत्ति

तनाव की उत्पत्ति के मुख्य तीन स्रोत माने जा सकते हैं - (i) आन्तरिक तनाव कारक, (ii) बाहरी तनाव कारक तथा (iii) वातावरणीय तनाव कारक।

आन्तरिक कारक : आ रिक तनाव कारक हमारी शिक्षा-दीक्षा, प्रशिक्षण, प्रवृ त्तयों, स्वभाव, अनुभवों, प्रकृति, आस्था, आशा व अपेक्षाओं का प्रतिबिंब व परिणाम होता है।

बाहरी कारक : इस श्रेणी में बाहरी वातावरण के प्रभावित करने वाले कारक होते हैं जो व्यक्ति को प्रतिक्रिया के लिए मजबूर करते हैं। अगर हम उनका भली प्रकार मुकाबला कर पाते हैं तो हम शांत व सुखी जीवन व्यतीत कर सकते हैं।

तनाव के कुछ उदाहरण :

घर पर :

1. अनुचित इच्छाएं एवं अपेक्षाएं
2. पति-पत्नी समेत पारिवारिक सदस्यों की रुचि-अरुचि में मतभेद।
3. सोने के समय व काम की भागीदारी में मतभेद तथा परिवार के किसी सदस्य का कर्कश व्यवहार।
4. पीढ़ियों के अंतर के कारण नैतिक मूल्यों में अंतर।
5. मेहमानों की अत्यधिक आवा-जाही तथा उनकी अवांछित अपेक्षाएं व मांगें।

कार्य स्थल पर :

1. अड़ियल अधिकारी तथा अयोग्य अधीनस्थ
2. प्रशासनिक कमजोरियां तथा दक्षता की कमी।
3. कार्य व समय का अतिभार, स्थान की कमी।
4. सहकर्मियों में सहयोग तथा टीम-भावना का अभाव।
5. कष्टदायक कुर्सी, क्षीण प्रकाश, वायु संचार व साफ-सफाई का अभाव।

वातावरणिक कारक :

1. प्रदूषण युक्त तथा अत्यधिक भीड़ वाले शहर
2. अति औद्योगिकीकरण तथा जल व ध्वनि प्रदूषण
3. विद्युत एवं जल संकट
4. मिलावटी खाद्य-सामग्री, औषधियां एवं बेईमानी
5. अत्यधिक अभाव और बेरोजगारी
6. भ्रष्ट व अयोग्य नेता
7. अत्यधिक सर्द या गर्म मौसम।

8.5 तनाव से निपटने के उपाय

तनाव चूंकि हमारे रोजमर्रा के जीवन में एक महत्वपूर्ण भूमिका अदा करता है, ऐसे में प्रश्न उठता है, "तनाव का मुकाबला कैसे किया जाए व कैसे इसे सुलझाया जाए?" यहां इसके कुछ मूलमंत्र सुझाए जा रहे हैं।

तनाव की पहचान व वर्गीकरण: सर्वप्रथम तनाव की पहचान कर उसकी उत्पत्ति का कारण व स्थान जानने का प्रयास किया जाना चाहिए।

तनाव का कारण अड़ियल अधिकारी, भ्रष्ट अधीनस्थ, गंदे पड़ोसी, अत्यधिक सर्दी या गर्मी, बस या ट्रेन के आने में देरी आदि कोई भी हो सकता है। इन्हीं के साथ कितनी ही बार हम बेवजह विगत की घटनाओं या भावी समस्याओं के भय से तनावग्रस्त हो जाते हैं जबकि वर्तमान से उनका कोई संबंध नहीं रहता है। जब आप एक बार उसका मूल कारण जान जाएंगे तो आधा तनाव स्वयं खत्म हो जाएगा।

घटनाओं से बचाव व उनका विस्मरण : अगर आप किसी के द्वारा कहे गए अपशब्दों या अभद्र व्यवहार से व्यथित हो तो उसे भूल जाने का प्रयास करें तथा ऐसे व्यक्तियों से मिलना बंद कर दें या कम से कम संबंध रखें। तटस्थ रहने की आदत को विकसित करें तथा क्रिकेट मैच की हार-जीत, रेल या वायु दुर्घटनाओं, चोरी-डकैती तथा विभिन्न राजनेताओं के बयानों जैसे समाचार-पत्रों में प्रकाशित होने वाली खबरों को नजरअंदाज करने का प्रयास करें। किंतु इसका अर्थ यह नहीं है कि आप अनुचित तथा अवांच्छित घटनाओं को भूल जाएं। मान लीजिए कोई व्यक्ति आपसे कर्ज के रूप में ली गई बड़ी धन राशि को नहीं लौटा रहा है तो आपको अपनी पूरी शक्ति के साथ कर्ज की वसूली करनी चाहिए। लेकिन ऐसी घटनाएं यदा-कदा ही होती हैं।

तनाव से निपटने के लिए सामान्य बातों में साधारण संशोधन : कुछ तनाव इस प्रकार होते हैं कि नाममात्र के सुधार या संशोधन से उन पर विजय प्राप्त की जा सकती है। मान लीजिए आपके रसोईघर या कमरे में प्रकाश मंद है तो आप वहां ज्यादा शक्ति का बल्व या ट्यूब लगा सकते हैं। इसी प्रकार अगर कोई आपको परेशान करता है या वक्त जाया करता है तो अपनी दिनचर्या में आप अस्थाई परिवर्तन कर लें।

मूल-मंत्र : सबसे पहले तनाव की पहचान करें और यह जानने का प्रयास करें कि क्या उससे बचा जा सकता है या विस्मृत किया जा सकता है या फिर संशोधित किया जा सकता है। निश्चित ही आपको कोई न कोई हल मिल जाएगा और यों अनुभव होने वाला तनाव खत्म हो जाएगा।

8.6 तनाव के देखभाल की योजनाएं

क्रोध की अवस्था में :

1. जल्दबाजी में कुछ भी न करें। गहरी सांस लेकर 10 से 100 तक गिनती गिनें। पानी पीएं और शांत हो जाएं।
2. आलोचना के सकारात्मक पहलू पर भी विचार करें। अगर आप गलती पर हैं तो तथ्यों को धैर्य के साथ सुनें।
3. क्रोध का भी रचनात्मक उपयोग करें। कोई ऐसा कार्य करें जिसमें केवल आपकी भागीदारी हो जैसे कि अलमारी की सफाई, खातों को पूरा करना, आयकर का निपटारा या अपनी रुचि की पुस्तक पढ़ना।
4. अपने किसी शुभचिंतक या घनिष्ठ मित्र से बात करें जो कि बुद्धिमान व अनुभवी हो।

क्रोध शांत हो जाने पर क्रोधजनित तनाव बने रहना :

1. विश्लेषण कर समस्या का मूल कारण जानने का प्रयास करें।
2. स्वयं को गैर–मौखिक संप्रेषण में प्रशिक्षित करें।
3. गलती महसूस होने पर अपने कथन या कही गई बात में संशोधन करें।
4. अपने आलोचकों को समझ कर उचित उत्तर दें।
5. समझदारी पूर्ण समझौता करें।

संप्रेषण की दक्षता : तनाव से बचाव के लिए किसी भी अधिकारी या परिवार वाले व्यक्ति के लिए संप्रेषण की कला एक महत्वपूर्ण कार्य करती है। किसी भी परिवार में आधे से ज्यादा तनाव संप्रेषण के अभाव से होता है। इस बारे में कुछ युक्तियां इस प्रकार हैं :

1. बोलने वाले व्यक्ति को ध्यान से सुनें। आपकी शारीरिक मुद्रा उसके लिए सम्मानजनक हों क्योंकि प्रत्येक व्यक्ति चाहता है कि उसे भली प्रकार सुना जाए।
2. कभी भी सीधी आलोचना व बेईज्जती ना करें। केवल अपनी भावनाओं को व्यक्त करें। नये स्वर में केवल मुख्य बिन्दु पर बात करें जैसे कि – मान लीजिए संध्या को घर लौटने पर आप अपनी पत्नी से एक कप चाय की मांग करते हैं और वह भी फौरन चाय ले आती है। आप चाय की एक घूंट पीते हैं और पाते हैं कि चाय में चीनी तो है ही नहीं! तब!

   (i) आप तुरंत उस पर फट पड़ते हैं, "तुम बेकार हो, ठीक से एक कप चाय भी नहीं बना सकती।" आपकी पत्नी अपमानित सा अनुभव करती आपकी कमियों को गिनाने लगती है और यों झगड़ा शुरू हो जाता है। यह झगड़ा इस सीमा तक बढ़ जाता है कि 2–3 दिनों तक आपस की बोलचाल बंद हो जाती है। एक उच्च तनाव वाली स्थिति।

   (ii) इसके विपरीत आप मुस्कुराते हुए कह सकते थे, "तुम शायद चीनी डालना भूल गई हो।" और आपकी पत्नी ने फौरन कहा होगा, "चीनी लाऊं या फिर से चाय बना लाती हूँ। इसे छोड़ दीजिए।" और फिर वह आपके पास बैठ कर आपको प्रसन्नता देगी। वातावरण ऐसा सुखद होता। कहीं कोई तनाव नहीं।

3. समस्त वार्तालाप पर विचार कीजिए और मानसिक रूप से निर्णय लीजिए कि आप किस सुर में कौन से शब्द बोलेंगे और उसके बाद बोलिए। जैसा कि बेताल ने राजा विक्रमादित्य से कहा था :

   "दाँत–ओंठ एकत्र कर,
   बाँह संवारे तोलिए।
   बेताल कहे विक्रम सुनो,
   जीभ संभारे बोलिए॥"

4. आगे बढ़ती प्रक्रिया को रोकें। बातचीत के विषय को बदलने के लिए आप कह सकते हैं, आइए किसी और विषय पर बात करें, इस पर बाद में बातें होती रहेंगी। या आप ब्रिटिश लोगों की भांति मौसम पर बातें कर सकते हैं।

5. नियमित संप्रेषण के लिए संप्रेषण के सुर का फैसला करें। आपकी बातचीत का लहजा ऐसा होना चाहिए कि न आप और न श्रोता तनाव का अनुभव करें। इससे आपकी ऊर्जा बचेगी और प्रसन्नता महसूस होगी।

अणुव्रत (नैतिक मूल्यों का विकास) : नैतिक मूल्यों में ह्रास आधुनिक समाज के लिए एक अभिशाप है। कहने के लिए तो हर कोई ईमानदारी, सत्य-निष्ठा तथा अहिंसा आदि की हिमायत करता है मगर व्यावहारिक रूप में कोई भी इनकी चिंता नहीं करता है। अनुव्रत हमें नैतिक मूल्यों के विकास के बारे में शिक्षा देता है। बेहतर और आदर्श चरित्र के निर्माण हेतु हमें अनुव्रत के सिद्धांतों को निम्नलिखित रूप में पालन करना चाहिए :

1. अन्य व्यक्तियों को भी जीने का अधिकार है, हमें यह समझने का प्रयास करना चाहिए।
2. कभी भी हिंसक न बने तथा न कभी किसी को नीचा दिखाएं।
3. अपनी जरूरतों एवं उपभोग की सीमा निर्धारित करें।
4. साधनों की पवित्रता बनाए रखें।
5. निर्भीकता व सत्यनिष्ठा बनाए रखें।

अनेकांत (बहु दृष्टिकोणों का सिद्धांत) : अनेकांत जैन दार्शनिकता का गैर-निरपेक्षता का सिद्धांत है जो हमें अन्य व्यक्तियों और उनके विचारों का सम्मान करने की शिक्षा देता है। यह अवधारणा गलत होती है, **"केवल मैं ही ठीक हूँ और शेष सभी गलत।"** किसी भी एक तथ्य या घटना का विश्लेषण प्रत्येक व्यक्ति अपने अनुसार करता है। विश्लेषण की यह प्रक्रिया व्यक्ति को नैतिक-मूल्यों के प्रशिक्षण तथा उसकी प्राथमिकताओं आदि पर निर्भर करती है। जैसे कि मान लीजिए आपके परिवार का कोई सदस्य जल्दी सोने व जल्दी जागने के सिद्धांत पर विश्वास करता है और वह प्रात: 5 बजे उठ जाता है जबकि आपके घर का दूसरा सदस्य सुबह 7.30 बजे उठना पसंद करता है तो वैसी स्थिति में वे दोनों अपने स्थान पर सही हैं। मगर उन दोनों को आपसी समझौता करना पड़ेगा। प्रत्येक व्यक्ति की अपनी विचारधारा होती है तथा उसे अपने विचारों को व्यक्त करने का अधिकार भी। **अनेकांत का अनुसरण कीजिए।** इतना अवश्य है कि अगर आप दूसरों के दृष्टिकोण से असहमति रखते हैं तो जानबूझकर उसका अनादर न करें। सहयोगी बनने का प्रयास करें। इससे अकारण होने वाले झगड़ों से बचाव होगा तथा आपको दूसरों की राय समझने में सहायता मिलेगी।

अनुप्रेक्षा (इच्छा-शक्ति का विकास) : अनेक बार किसी व्यक्ति की सफलता की कुंजी उसकी इच्छा-शक्ति होती है। इच्छा-शक्ति को विकसित करने का एक अच्छा उपकरण ध्यान या कायोत्सर्ग होता है। ईमानदारी तथा नैतिक सिद्धांतों के प्रति निष्ठा इच्छा-शक्ति को खूब बढ़ाती है। वैसे तो प्रत्येक व्यक्ति में असीमित इच्छा-शक्ति रहती है किन्तु, प्राय: उसे पूरी तरह खोजा नहीं जा पाता। अनुप्रेक्षा इस प्रक्रिया में असीमित रूप से सहायता करती है।

8.7 समय प्रबंधन की दक्षता

1. क्या आप जिस रूप में अपना समय व्यतीत करते हैं, उसके प्रति पूरी तरह प्रसन्न हैं? दिन

में हमारे पास कुल मिलाकर 24 घंटे होते हैं तथा इस मामले में राष्ट्रपति से लेकर श्रमिक तक प्रत्येक व्यक्ति एक ही नाव का सवार होता है। और वे भी इसी समय अवधि में अपने कार्यक्रम निश्चित करते हैं। आप कितने बेहतर तरीके से प्रसन्नता पूर्वक अपनी जिम्मेदारियों/कर्त्तव्यों को पूरा करते हैं, यह आपकी **समय-प्रबंधन की दक्षता** पर निर्भर करता है। अच्छा यह रहता है कि आप अपने कार्यक्रम की लंबी अवधि की योजना बनाएं और समय-समयं पर की गई प्रगति का आकलन करें।

2. दिन भर में 6-7 घंटे की नींद आदर्श कहलाती है। अगर आप दोपहर में थकान का अनुभव करते हैं तो दोपहर में खाने के पश्चात् आधे घंटे तक विश्राम करें।
3. रोजाना अपने दैनिक नित्य कर्मों से अलग 1-2 घंटे अपने पारिवारजनों के साथ व्यतीत करें। दिन के नित्य कर्मों में आपके 2-3 घंटे लगते होंगे। शेष समय में अन्य कार्य करें। अपने रोजाना के कार्यों को कार्य-दिवसों में ही पूरा करने का प्रयास करें तथा अवकाश के दिनों में आराम करें। भेंट का समय नियत करने से बचें। उसमें हमेशा अंतर रखें।
4. अब अपनी प्राथमिकताओं पर ध्यान देते हुए उनके अनुसार प्रत्येक के लिए समय सुनिश्चित करें। अगर यह अनुभव करते हैं कि अपनी समयावधि में आप कार्यों को पूरा कर सकते हैं तो बहुत अच्छा है अन्यथा काम के एक भाग को अपने सहयोगियों या अधीनस्थ कर्मचारियों को सौंप दें। कार्य का अतिरिक्त भार लेने से इंकार कर दें। अपनी प्राथमिकताओं को फिर से निर्धारित करें।
5. अपने समय प्रबंधन का विश्लेषण करें। आप पाएंगे कि हममें से अधिकांश लोग वास्तविक कार्यों पर अपना समय न लगा कर व्यर्थ के मामलों में खर्च करते हैं।

आपके विश्लेषण व कार्यवाही के लिए **समय नष्ट करने वाले कारणों** की सूची दी जा रही है :

1. टेलीफोन की बाधाएं
2. बैठकें/भेंटकर्ता
3. जानकारी का अभाव
4. अत्यधिक कागजी कार्यवाही
5. योग्यता, नीतियों, प्रक्रियाओं तथा तालमेल का अभाव
6. अस्पष्ट उद्देश्य
7. प्राथमिकताएं निर्धारित करने में नाकामी
8. कार्यक्रम का गलत-निर्धारण व विभाजन
9. संबंधित दक्षताओं का अभाव
10. आत्म-अनुशासन की कमी।

8.8 समस्याओं की संक्षिप्त विवरण तालिका

1. कुछ पुरानी समस्याओं को हल करने के लिए उनके पक्ष तथा विपक्ष की मुख्य बातों, उनके सभी पहलुओं का विश्लेषण तथा संभावित हल को संक्षेप में लिख लेना चाहिए। लिखे गए कागजों पर आपको स्पष्ट उपाय नजर आएंगे।

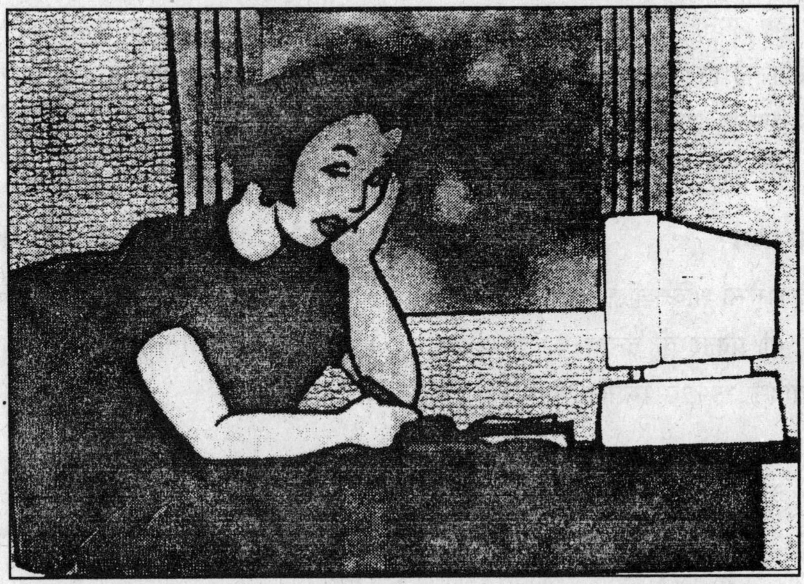

चित्र-8.1 संक्षेप में लिखने की क्रिया।

2. यह भी लिखें कि दिन भर में आप कितनी बार तनावग्रस्त हुए? तथा किस-किस से अवसर पर? अब पहले बताए विभिन्न उपायों के द्वारा उनका निराकरण करने का प्रयास करें। अपनी संप्रेषण की दक्षता या आंतरिक कारणों में समायोजन कर आप उन समस्याओं को हल कर सकते हैं। अन्य विकल्पों को भी प्रयोग कर देखें।
3. आप अनुभव करेंगे कि यह फार्मूला आश्चर्यजनक परिणाम देता है।

8.9 ध्यान

1. डॉक्टर योग के इस मत को स्वीकार करते हैं कि बलपूर्वक बार-बार दोहराएं गए गहरे विचार मनो-तंत्रिका-अन्तःस्रावी तंत्र के साथ-साथ मनो-तंत्रिका-प्रतिरक्षा प्रणाली को प्रभावित कर मन तथा शरीर में वांछित परिवर्तन उत्पन्न करते हैं।

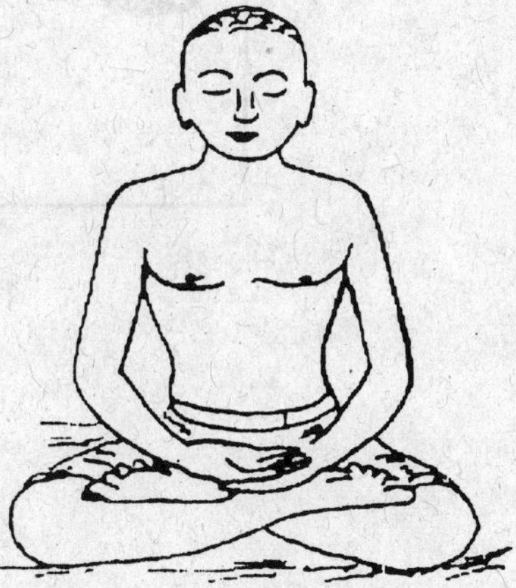

चित्र-8.2 ध्यान की अवस्था।

2. ध्यान के द्वारा सिरदर्द से छुटकारा पाया जा सकता है तथा बैर-भावना को मित्रता में परिवर्तित किया जा सकता है। अनुप्रेक्षा एक ऐसा उत्तम

उपकरण है जो अपनी तीव्र शक्ति से किसी भी पुरानी समस्या को हल कर सकता है। अनुप्रेक्षा के सही अभ्यास द्वारा इच्छा-शक्ति और कार्यक्षमता धीरे-धीरे बढ़ती जाती है।

8.10 कायोत्सर्ग

कायोत्सर्ग एक ऐसा शक्तिशाली शस्त्र है जिसकी सहायता से किसी भी प्रकार के तनाव को दूर किया जा सकता है। प्रतिदिन 15–20 मिनिट कायोत्सर्ग का अभ्यास करने से जितना शारीरिक व मानसिक आराम मिलता है, उतना 2 घंटे की नींद से भी नहीं मिल पाता है।

कायोत्सर्ग व्यक्ति को दिन भर तनाव-मुक्त रखता है और यदि इसके साथ श्वसन क्रिया का बोध भी किया जाए तो इसके लाभ अत्यधिक बढ़ जाते हैं। कायोत्सर्ग के प्रतिदिन अभ्यास की अत्यधिक सलाह दी जाती है।

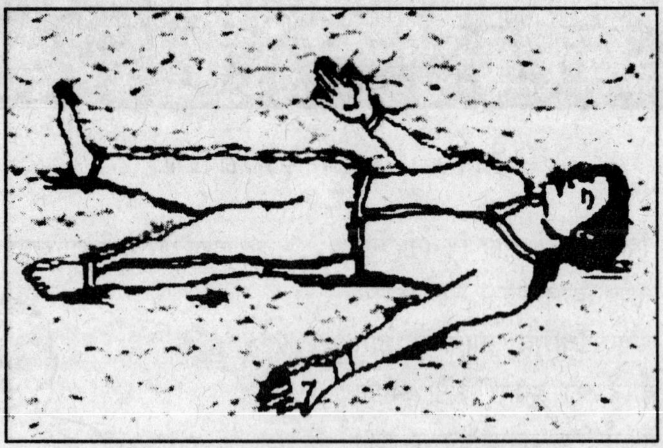

चित्र-8.3 कायोत्सर्ग की अवस्था।

खण्ड-4

परिहृद धमनी रोग की योग सम्मत देख-रेख

अध्याय-9

हृदय रोग की अपर्याप्त आधुनिक दवाओं का विकल्प - योग-उपचार

हृदय रोग की अपर्याप्त आधुनिक दवाओं का विकल्प - योग-उपचार

9.1 प्रस्तावना

आधुनिक युग में मृत्यु का एक प्रमुख कारण परिहृद धमनी रोग है। यह रोग वसा व कोलेस्ट्रोल के जमाव के फलस्वरूप धमनियों में होने वाले अवरोध से उत्पन्न होता है क्योंकि उत्पन्न अवरोध हृदय की मांसपेशियों को रक्त व आक्सीजन की आपूर्ति नहीं होने देता। रक्त व आक्सीजन की कमी के फलस्वरूप एंजाइना और दिल के दौरे का खतरा बढ़ जाता है। वसा के जमाव के मूल कारणों में अनुचित खान-पान (प्रचुर वसा व कोलेस्ट्रोलयुक्त), तनाव, उच्च रक्तचाप, मोटापा, शारीरिक श्रम का अभाव तथा धूम्रपान आदि शामिल होते हैं।

किंतु धमनियों के रोग के बाईपास सर्जरी और एंजियोप्लास्टी जैसे आधुनिक उपचार लंबी अवधि में प्रभावहीन सिद्ध होते हैं क्योंकि यह उपचार करा चुके बहुत से रोगी पुनः अवरोध उत्पन्न होने की शिकायत के साथ वापस आते हैं। दवाओं द्वारा उपचार राहत का झूठा अहसास कराता है और अवरोध को पूर्णतः कम नहीं करता है। इसका अंतिम नतीजा हृदय-रोगियों की संख्या व उनकी मृत्यु के आँकड़ों में बेतहासा वृद्धि होती है।

9.2 विभिन्न व्याधियों में दवाओं के प्रतिरोध की समस्या पर संगोष्ठी

रनबैक्सी विज्ञान संस्था ने वर्ष 1997 में राष्ट्रीय प्रतिरक्षा तंत्र विज्ञान संस्थान, नई दिल्ली में एक संगोष्ठी का आयोजन किया था जिसमें विभिन्न मेडीकल संस्थानों के प्रबुद्ध वैज्ञानिकों ने भाग लिया था और "विभिन्न रोगों में दवाओं के प्रति प्रतिरोध की समस्या" पर अपने व्याख्यान दिए थे। रॉकफेलर विश्वविद्यालय, न्यूर्याक के प्रोफेसर जे.एस. लेडरवर्ग (1958 में बैक्टरीयल जेनेटिक्स पर नोबेल पुरस्कार विजेता) ने यह घोषणा कर विश्व को चेतावनी दी कि वर्तमान सभी दवाएं भविष्य में किसी भी रोग के उपचार में निष्प्रभावी रहेंगी क्योंकि रोगाणु इतने सुनम्य हो गए हैं कि वे विजातीय तत्व के प्रति स्वयं को सरलता अनुकूल बना लेते हैं। इंडियन इंस्टीट्यूट ऑफ साईंस, बैंगलोर के प्रो. जी. पद्मनाभम् तथा टाटा मेमोरियल अस्पताल, मुम्बई के डॉ. पी.के. चक्रवर्ती ने मलेरिया में दवाओं के विरुद्ध

प्रतिरोध की बढ़ती स्थिति पर चिन्ता व्यक्त किया। इसी. प्रकार क्षय रोग अनुसंधान संस्थान, चेन्नई के डॉ. पी. आर. नारायणन, राष्ट्रीय प्रतिरक्षा तंत्र विज्ञान संस्थान, नई दिल्ली के डॉ. एस.ई. हसनैन तथा एम्स, नई दिल्ली के डॉ. डी.एन. पांडे ने क्षय रोग तथा श्वसन व वक्ष रोगों में दवाओं के प्रति बढ़ते प्रतिरोध की समस्या पर जोर दिया। टाटा मेमोरियल अस्पताल, मुम्बई के डॉ. एच.एस. अडवाणी ने कैंसर रोग में दवाओं के विरुद्ध प्रतिरोध की समस्या पर प्रकाश डाला।

जसलोक अस्पताल, मुम्बई के प्रो. देव ने औषधियों के प्रति प्रतिरोध की समस्या के जवाब के रूप में 'प्रतिरक्षा उपचार' का स्थापन्न उपचार पद्धति के रूप में उपयोग का सुझाव दिया। उपरोक्त वर्णित समस्या के निराकरण के रूप में उन्होंने स्वयं की रक्षा-प्रणाली को विकसित करने के क्षेत्र में अनुसंधान पर जोर दिया तथा कहा कि दवाओं पर निर्भर रहने के बजाए रक्त में श्वेत रक्त कणों की शक्ति को बढ़ाया जाना चाहिए। अंत में एडनवर्ग के प्रो. शुआ ने समापन करते हुए कहा कि केवल रसायन-उपचार तथा प्रतिरक्षा उपचार समस्या के निराकरण के लिए पर्याप्त नहीं है। दवाओं के प्रति प्रतिरोध की भावी उत्पन्न होने वाली चुनौतियों का मुकाबला करने के लिए इस क्षेत्र में व्यापक नजरिया अपनाने के बारे में निर्णय लेने की आवश्यकता है। वैसे औषधियां महत्वपूर्ण हैं परन्तु शरीर की प्राकृतिक सुरक्षा-प्रणाली को शक्तिशाली बनाना अति आवश्यक है।

इसलिए इस क्षेत्र में अनुसंधान की आवश्यकता है ताकि सभी श्रेणियों के प्रतिजनों (एंटीजेन्स) के विरुद्ध संघर्ष किया जा सके। हमारे शरीर का सुरक्षा-तंत्र अगर शक्तिशाली होगा तो हमें किसी दवा की जरूरत नहीं पड़ेगी। योग चिकित्सा ऐसी शक्ति उत्पन्न कर सकती है। आधुनिक दवाओं के दुष्प्रभावों और विपरीत प्रतिक्रियाओं से बचाव में केवल योग चिकित्सा ही सहायक सिद्ध हो सकती हैं।

9.3 योग के अनुसंधान और उपयोग पर राष्ट्रीय-कांफ्रेंस

केंद्रीय योग अनुसंधान संस्थान, नई दिल्ली में फरवरी 1998 में "योग के अनुसंधान व उपयोग" विषय पर एक राष्ट्रीय बैठक का आयोजन किया गया जिसमें योग के विद्वानों, विशेषज्ञों, डॉक्टरों, वैज्ञानिकों, स्वास्थ्य कार्यकर्ताओं तथा दार्शनिकों ने भाग लिया। जवाहरलाल मेडीकल संस्थान, पांडिचेरी के प्रो. मदन मोहन ने इस बात पर जोर दिया कि हमारी स्वास्थ्य-रक्षा-प्रणाली पूर्ण रूप से अपर्याप्त है, विशेषकर गांवों में जहां पर भारत की 75% जनता रहती है। अस्पताल रोगियों से भरे रहते हैं जिनमें न पर्याप्त स्टाफ होता है और न धन। दवाएं इतनी महंगी है कि वे आम आदमी की पहुंच से बाहर रहती है, साथ ही अपने अनेक दुष्प्रभाव भी छोड़ती है। इसके विपरीत योग खर्चहीन, सरल, विज्ञान सम्मत तथा स्वास्थ्य को सुधारने की पद्धतियों से समृद्ध होता है। योग विद्या निकेतन, मुम्बई के श्री आनंद पी. अष्टेकर ने षट्कर्मों पर विचार व्यक्त किया। शरीर आत्मा का मंदिर होता है इसलिए उसकी समुचित देखभाल की जानी चाहिए। उन्होंने योग के आसनों, क्रियाओं व प्राणायाम आदि का मन व शरीर के स्वास्थ्य में उपयोग के महत्व पर प्रकाश डाला।

डॉ. गणेश शंकर ने कहा कि योग के मतानुसार मानसिक अव्यवस्था बीमारी होती है तथा इसका अभाव स्वास्थ्य। योग चिकित्सा प्रणाली का मुख्य ध्येय स्वस्थ मन व शरीर के जरिए सुंदर व्यक्तित्व का निर्माण करना होता है। अनुसंधान कताओं ने यह सिद्ध किया है कि प्रतिदिन योग का अभ्यास करने से शरीर के अंग बार-बार होने वाले प्रदाह से उत्पन्न होने वाली अकड़न का मुकाबला कर सकते हैं। वे अंतरांगों पर प्रभाव डालते हैं जिससे चयापचयी क्रिया में संतुलन उत्पन्न होता है। प्राणायाम व ध्यान संवेदी व परा-संवेदी स्नायुओं को प्रभावित करते हैं जिससे स्वशासी स्नायु प्रणाली भी प्रभावित होती है।

सी.आर.आई. वाई, नई दिल्ली के ही श्री एस. डी. भटनागर ने इस बात पर जोर दिया कि हमारी वर्तमान शिक्षा-प्रणाली में गहरे ज्ञान के समावेश की जरूरत है ताकि प्रत्येक व्यक्ति की ब्रह्मांड के समरस सदस्य के रूप में रहने की जरूरत पूरी हो सके। योग चरित्र निर्माण, बौद्धिक प्रसार तथा मन को शक्तिशाली बनाने वाला विज्ञान है। योग तथा शिक्षा समरूप वाली प्रक्रियाएं हैं। यौगिक शिक्षा योग के विभिन्न पहलुओं, विशेषकर उसकी रोकथामकारी, सुरक्षाकारी व उपचारकारी शक्तियों के क्षेत्र में की जाने वाली अनुसंधानात्मक क्रिया-कलापों में तालमेल स्थापित कर दिशा-निर्देश देने का कार्य है। कर्नाटक विश्वविद्यालय के डॉ. ईश्वर वी. बसवर्धी ने श्री भटनागर के विचारों का समर्थन किया एवं जोर डालते हुए कहा कि छात्रों के व्यक्तित्व के समग्र विकास के लिए योग को एक विषय के रूप में कॉलेजों व विश्वविद्यालयों में पढ़ाया जाना चाहिए।

मौलाना आजाद मेडीकल कॉलेज, नई दिल्ली के प्रो. एस.सी. जैन और प्रो. बी. तालुकदार ने तनाव के बारे में इस बात पर ज़ोर दिया कि यह मानव-विकास-प्रक्रिया में सामाजिक व आनुवंशिक रूप से शामिल किया गया है। तनाव सभ्यता तथा बौद्धिकता में परिवर्तन व विकास का नियामक कारण रहा है। इसे मानवीय भावनाओं तथा सामाजिक व्यवहार पर नकारात्मक प्रभाव के रूप में देखा जाता है। जैव-रसायन के संदर्भ में तनाव को मुक्त तंत्रिका मूल द्वारा कोशिका के कार्यों व अखंडता में किए गए विनाश को आंक कर मात्रित किया जा सकता है। तनाव जरावस्था को तो प्रभावित करता ही है, साथ ही मधुमेह और उच्च रक्तचाप जैसी शारीरिक व्याधियाँ भी उत्पन्न करता है। साधारण योगासनों व प्राणायाम द्वारा तनाव के दुष्प्रभावों से बचा जा सकता है।

सागर विश्वविद्यालय, मध्य प्रदेश के डॉ. वी.एस. वरग्रेचा तथा डॉ. एच.एस. गौड़ ने इस तथ्य पर जोर दिया कि प्रति सेकेंड हजारों उत्तेजक हमारे मन व शरीर को प्रभावित करते रहते हैं। हम निरंतर आंतरिक व बाहरी प्रभावों के हमले को झेलते रहते हैं जो कि प्राय: असंगत प्रतिक्रियाएं उत्पन्न करता है। किंतु योगाभ्यास तथा योग सम्मत जीवन शैली के द्वारा हम अपने संशोधनों और आत्मिक शक्ति को विकसित कर सकते हैं। योग के द्वारा तनाव-मुक्त शांत जीवन व्यतीत कर सकते हैं।

जैन विश्व भारती संस्थान (सम्मानित विश्वविद्यालय), लाडनूं, राजस्थान के डॉ. जे.पी.एन. मिश्रा ने अंतिम परीक्षा देने वाले स्नातकोत्तर छात्रों पर योगाभ्यास एवं प्रेक्षा-ध्यान (कायोत्सर्ग व श्वास प्रेक्षा)

के प्रभाव के अध्ययन से प्राप्त तुलनात्मक आंकड़ों को बैठक में प्रदर्शित किया। इस जांच का उद्देश्य भावी वार्षिक परीक्षाओं से उत्पन्न होने वाले तनाव का प्रेक्षा-योग के द्वारा मुकाबला किए जाने के सकारात्मक संभावित प्रतिक्रियाओं को जानना था। डॉ. मिश्रा ने बताया कि 22-26 की आयु-सीमा वाले छात्रों को दो समूहों में विभाजित कर शोध में शामिल किया गया था। पहले समूह के छात्रों को 4 सप्ताह तक प्रतिदिन सुबह-शाम 45 मिनिट तक कायोत्सर्ग और प्रेक्षा-ध्यान का अभ्यास करने के लिए कहा गया था जबकि दूसरे समूह के छात्रों को पहले की भांति अध्ययन करने के लिए कहा गया। शोध के प्रारंभ होने और प्रयोग के खत्म होने पर उनकी हृदय-गति, रक्तचाप तथा श्वसन क्रिया की दर को दर्ज किया गया। तुलनात्मक परिणामों ने समूह-II की तुलना में समूह-I के छात्रों में तनाव का मुकाबला करने वाले रचना तंत्र की बेहतर कार्य-प्रणाली पाई।

अंत में आध्यात्म साधना केंद्र, महरौली, नई दिल्ली के निदेशक स्वामी धर्मानंद ने तनाव का मुकाबला करने में योगासनों, क्रियाओं, प्राणायाम, ध्यान तथा खुराक के प्रभावों के परीक्षणों को विस्तार से समझाया। उन्होंने इस बात पर जोर दिया कि हमें अपने समाज, मानवता, राष्ट्र तथा विश्व की भलाई के लिए योग को समुचित महत्व देना चाहिए। योग के प्रति उचित ध्यान निश्चित ही फलदायक रहेगा।

अध्याय-10

योग : स्वरूप, अंग तथा रोगोपचार

योग : स्वरूप, अंग तथा रोगोपचार

10.1 प्रस्तावना

प्रसिद्ध भारतीय दार्शनिक महाकाव्य **भगवत गीता** में कहा गया है – "योग क्रिया की दक्षता" है। यहां क्रिया से केवल शारीरिक गतिविधि वाला संकीर्ण आशय नहीं है बल्कि योग की उन पद्धतियों से है जो व्यक्ति के मन व भावनाओं पर क्रिया करती है तथा जीवन की समस्त दार्शनिकता उपलब्ध कराती हैं। इस उद्देश्य की प्राप्ति के लिए व्यक्ति को जीवन के प्रत्येक पहलू में 'दक्षता' विकसित करनी चाहिए। इस सदी के महान भारतीय शिक्षक श्री अरविंदो शारीरिक, जैविक, मानसिक, बौद्धिक तथा आध्यात्मिक स्तरों की गुप्त शक्तियों को आत्म-पूर्णता के द्वारा विकसित किए जाने की ओर योग को नियमबद्ध प्रयास मानते हैं। अपनी संचेतना की सीमाओं को विस्तृत बनाने की ओर हमारा सर्वाधिक मूल कदम मन पर नियंत्रण प्राप्त करना होता है।

आज के विश्व में यह प्रसन्नता तथा अच्छे स्वास्थ्य की कुंजी माना जाता है। पिछली शताब्दी के दौरान चिकित्सा विज्ञान ने इतनी महान प्रगति की है कि मानवता को सदियों से जकड़ने वाली शारीरिक बीमारियों की घटनाएं कम हो गई हैं। इतना ही नहीं बेहतर दवाओं तथा शल्य क्रिया के उपकरणों के कारण अत्यंत संक्रामक रोगों तथा चयपचयी अव्यवस्थाओं को खत्म व नियंत्रित किया जा सका है। शीघ्र ही आनुवंशिक हस्तक्षेप भी संभव हो जाएगा। किंतु ये सभी पद्धतियां बिगड़े स्वास्थ्य के नए व पुराने आम कारणों, दीर्घकालिक तनाव और मनो-दैहिक रोगों के प्रति कम प्रभावी रहती हैं।

योग काफी कुछ दे सकता है। हम जैसे ही 21वीं सदी में पहुंचेंगे तो यह हमें चिकित्सिय-तकनीक के पूरक के रूप में स्वास्थ्य रक्षा की एक ऐसी परिपूर्ण प्रणाली देगा जो मन व आत्मा की समस्याओं को दूर करने के साथ शारीरिक समस्याओं को भी सुलझाएगा। आज से लगभग 2000 वर्ष पूर्व योग पर शास्त्रीय ग्रंथ की रचना करने वाले महर्षि पतंजलि ने इसे 'मन का विज्ञान' कहा है। योग अपनी शिक्षा द्वारा व्यक्ति को अपने मन, कामनाओं तथा तनाव की प्रतिक्रियाओं के नियंत्रण में मूल सहायता कर सकता है।

10.2 योग चिकित्सा का आधार

योग मूल रूप से स्वास्थ्य रक्षा की पारंपरिक चिकित्सिय प्रणाली के तरीकों से भिन्नता रखता है। योग रोग के कारणों के एकमात्र उपचार करने के अतिरिक्त

समस्त सभी स्तरों पर स्वास्थ्य को सुधारने के साथ-साथ आंतरिक सामंजस्य स्थापित कर रोग का उपचार करता है।

स्वास्थ्य का पूर्ण संतुलन बिगड़ने पर ही रोग की उत्पत्ति होती है। कामकाज का एक बुरा दिन आपको चिड़चिड़ा, थकान भरा, तनाव पूर्ण एवं ज्यादा प्रतिक्रियाओं वाला बना सकता है। साथ ही वह आपकी मांसपेशियों को तनावमय, ऊर्जा-स्तर को क्षीण बना जीर्ण थकान पैदा कर सकता है।

यही कारण है कि योग में ऐसे तत्व होते हैं जो प्रत्येक स्तर पर समस्याओं का निराकरण कर सकते हैं। **आसन** मांसपेशियों को विश्रांति दे बल प्रदान करते हैं तथा आंतरिक अंगों की मालिश करते हैं। **प्राणायाम** श्वसन क्रिया को धीमा तथा प्राण के प्रवाह को नियमित बनाता है। **कायोत्सर्ग** तथा **ध्यान** मन व भावनाओं को शांत तथा आत्मा का उपचार करते हैं। जिस प्रकार नकारात्मक प्रभाव अव्यवस्था को फैलाते हैं उसी प्रकार सकारात्मक क्रिया की भी प्रतिक्रिया होती है। विभिन्न प्रकार का योगाभ्यास जहां एक-दूसरे की वृद्धि करते हैं वहीं वे एक साथ किए जाने पर ज्यादा प्रभावी रहते हैं। आसन करते हुए जब आप मांसपेशियों को फैलाते हैं तो उनका तनाव खत्म हो जाता है और आप भली प्रकार विश्रांति प्राप्त कर सकते हैं। इसी प्रकार जब आप मन को विश्रांति देते हैं तो आपकी दमित भावनाएं दूर हो जाती हैं और आप शारीरिक व मानसिक स्तर पर कम तनावग्रस्त होते हैं। योग का प्रत्येक तत्व पूरी तरह से लाभकारी होता है तथा यह अन्य अभ्यासों के प्रभाव को भी बढ़ाता है।

यह योग के रोगोपचार का सार है अर्थात् यह रक्षक तथा उपचारक दोनों रूपों में कार्य करता है। योग के रोजाना अभ्यास से प्राकृतिक संतुलन की पुनःस्थापना होती है तथा जीवन के शारीरिक, मानसिक तथा आध्यात्मिक स्तरों पर सकारात्मक प्रभाव पड़ता है एवं अच्छे स्वास्थ्य की प्राप्ति होती है।

10.3 योग के सिद्धांत

भारत में लगभग 500 ईसा पूर्व योग के दार्शनिक सिद्धांत का विकास हुआ था। यह नैतिक सिद्धांतों, तप व ध्यान की नियंत्रित पद्धतियों तथा मुद्राओं व श्वसन गति पर नियंत्रण करने वाले हठ् योग पर आधारित है।

संस्कृत धातु 'युज' से योग शब्द की रचना हुई है और इसका अर्थ है - मिलना या जुड़ना तथा आत्मा के साथ परमात्मा का सच्चा संबंध स्थापित करना। साथ ही किसी विशेष बिंदु या विचार पर अपनी समस्त शारीरिक व मानसिक शक्तियों के साथ ध्यान केंद्रित करना इसका दूसरा अर्थ होता है।

आधुनिक संदर्भ में योग को ज्ञान के महत्वपूर्ण क्षेत्र की रचना माना जा सकता है क्योंकि सभी को इसकी आवश्यकता होती है तथा बिना किसी जाति-पाति, वर्ण, धर्म व राष्ट्रीयता के भेदभाव के कोई भी व्यक्ति अपनी रुचि व क्षमता अनुसार इसे अपना सकता है। योग को साधारणतः निम्नलिखित जोड़ों का योजक माना जाता है :

- विज्ञान एवं आध्यात्मिकता
- ज्ञान एवं बुद्धिमत्ता या प्रज्ञा
- व्यक्तिगत संचेतना और सांसारिक संचेतना
- आत्मा व परमात्मा
- मानव और देवता।

योग की परिभाषाएं :

महर्षि पतंजलि का कथन है – *योगश्चित्त वृत्ति निरोध: ।*

अर्थात् योग मन की सभी वृत्तियों के निरोध की अवस्था होती है। (*योग-सूत्र – 1, 2, 3*)

भगवद गीता में भगवान श्रीकृष्ण कहते हैं – *योगष: कर्मेसु कोशलं।*

अर्थात् परिणाम की लालसा किए बिना कर्म करना तथा जय-पराजय के मध्य संतुलन बनाए रखना।

इसके आगे कहा गया है : "इसे योग के नाम से जाना जाए। समयोग से वियोग के साथ दु:ख, जिसमें व्यक्ति अपनी व्यक्तिगत आत्मा के द्वारा ब्रह्मांडिय आत्मा का अवलोकन करता हुआ उसमें आनंदित होता है, जिसमें व्यक्ति परमानंद का अनुभव करता है, जिसे केवल बुद्धि ही ग्रहण कर सकती है तथा जो इंद्रियों की पहुंच से परे होता है, जिसमें स्थित व्यक्ति सच्चाई के मार्ग से भ्रष्ट नहीं होता तथा जिसे प्राप्त कर लेने पर उससे बड़ी किसी प्राप्ति की कल्पना भी नहीं की ज़ा सकती है और उसमें अडिग खड़े व्यक्ति को भारी से भारी दु:ख भी विचलित नहीं कर पाता।"

— *भगवद् गीता-VI-23*

जैन आचार्य उमास्वाती योग के बारे में कहते हैं — *कामवाडमन: कर्म योग:*।

अर्थात् — शरीर, वाणी व मन का संगठित कार्य ही योग है। — *आचार्य उमास्वाती*

योग के बारे में श्री अरबिंदो कहते हैं कि इंसान तो केवल पारगमनशील प्राणी है जो मानसिक चेतना में रहता है, किंतु उसमें नवीन चेतना प्राप्त करने की संभावना भी रहती है, सच्ची चेतना। वह संपूर्ण चेतना के साथ पूर्ण सद्भाव भरा, सद् व सुंदर और प्रसन्नता भरा जीवन व्यतीत करने में भी सक्षम होता है। श्री अरबिंदो ने अपना सम्पूर्ण जीवन अपनी चेतना को स्वयं में स्थापित करने तथा अपने आसपास के व्यक्तियों को उसकी अनुभूति कराने में लगा दिया था। इसे वे सामूहिक योग कहते थे। संघटित योग, ब्रह्मांडिय योग तथा आध्यात्मिक योग व्यक्ति के मोक्ष प्राप्ति के लिए न होकर समूची मानवता को महा मानवता में परिवर्तित करने के लिए है।

— *पाथेय भाग-II*

स्वामी शिवानंद के मतानुसार - योग विचारों, शब्दों व कार्यों की एकता व समरसता या मस्तिष्क, हृदय और हाथों के मध्य की एकता होता है।

"योग एक ऐसी जीवन प्रणाली है जिसमें जीवन के परोपकारिता के ध्येय के साथ परम मूल्यों की अनुभूति के विज्ञान का ज्ञान रहता है। योग, धन, तत्व तथा मानव में सद्भाव पूर्ण संबंध विकसित करता है।"

— *स्वामी सत्यानंद सरस्वती*

योग को चेतना के विज्ञान, रचनात्मकता के विज्ञान, व्यक्तित्व विकास के विज्ञान, आत्मा के विज्ञान तथा मानव शरीर के विज्ञान के रूप में भी परिभाषित किया जा सकता है। योग सदैव शरीर, मन व चेतना के संघटित रूप से संबंधित रहता है। यह वास्तव में तथ्यों तथा सतत संतुलन की स्थिति के आधारभूत महत्व से संबंधित अनुभवों से मिले जीवन के ज्ञान का संवर्धन होता है।

महर्षि पतंजलि का योग सूत्र (अष्टांग योग) 500 ई.पू. : योग पर प्रभुत्व रखने वाले महर्षि पतंजलि ने वेदों, उपनिषदों, गीता में वर्णित योग तथा बोध, महावीर, चरक तथा अन्य विचारधाराओं के माध्यम से इसका गहरा अध्ययन किया था तथा उस काल तक विकसित योग के रहस्यात्मक विचारों को भारतीय परंपराओं के अनुरूप क्रमबद्ध दार्शनिक विचारों में परिवर्तित कर अष्टांग योग की रचना की थी। यह प्रणाली अत्यंत व्यापक है और एक आम आदमी की समझ के अंदर भी।

10.4 पतंजलि का योग-सूत्र (अष्टांग योग)

पतंजलि के योग के आठ चरण हैं जिन्हें निम्नानुसार 3 शीर्षकों में वर्गीकृत किया जा सकता है :

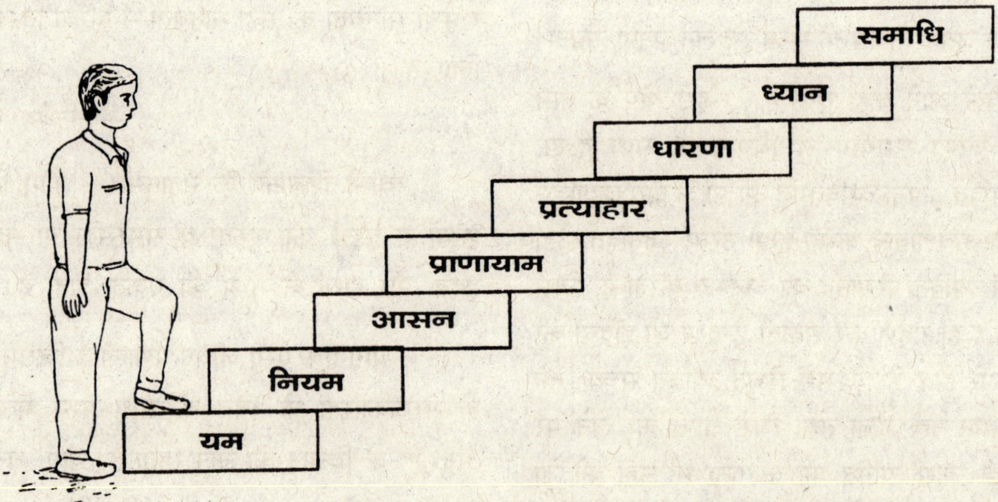

1. यम 2. नियम	नैतिक अभ्यास
3. आसन 4. प्राणायाम 5. प्रत्याहार	बाह्य योग
6. धारणा 7. ध्यान 8. समाधि	आंतरिक ध्यान

यम

इसमें पाँच नियमों का विधान है :

1. **सत्य** : महात्मा गांधी ने कहा था कि सत्य ईश्वर है और ईश्वर ही सत्य है। व्यक्ति को अपनी वाणी, कर्मों और यहां तक कि विचारों व व्यवहार में साफ व सच्चा रहना चाहिए। झूठ व्यक्ति को उसके ध्येय से दूर ले जाता है।
2. **अहिंसा** : सच्ची अहिंसा उसे कहा जाता है जब जीव-जंतुओं के अलावा पेड़-पौधों तक को वाणी या क्रियाओं द्वारा किसी भी प्रकार चोट नहीं पहुंचाई जाय (विचार-मात्र में भी नहीं)। ऐसी भावना से मैत्रीपूर्ण वातावरण का निर्माण होता है तथा व्यक्तियों में भाईचारा विकसित होता है जो उन्हें घृणा व अहं भावना से दूर रखता है। साथ ही मानसिक पवित्रता विकसित होती है जो जीवन के सच्चे उद्देश्य की प्राप्ति के लिए जरूरी होती है।
3. **अचौर्य (ईमानदारी)** : अचौर्य का मतलब है न तो किसी भी व्यक्ति की किसी भी वस्तु की चोरी करना और न ही उसकी अनुमति के बगैर उसका उपयोग करना। यही नहीं किसी की वस्तु का स्वयं के लाभ हेतु उपयोग भी नहीं करना चाहिए और न ही निर्धारित अवधि से ज्यादा समय तक अपने पास रखना चाहिए। इसी में विश्वासघात, दुरुपयोग व दुर्व्यवहार भी शामिल रहता है। इन नियमों का पालन करने से व्यक्ति को मानसिक तनाव व सामाजिक बुराईयों से मुक्ति मिलती है तथा सद्भावपूर्ण वातावरण का निर्माण होता है।
4. **ब्रह्मचर्य** : इसका अर्थ है आत्म नियंत्रित जीवन व्यतीत करना, न कि यौन क्रियाओं और वैवाहिक जीवन से दूर रहना। व्यक्ति को अपने पति-पत्नी के साथ सीमाओं में बंध कर जीवन व्यतीत करना चाहिए। प्रजनन को कर्तव्य मान कर संभोग करना चाहिए, न कि केवल आनंद के लिए।
5. **अपरिग्रह** : योग के प्रत्येक साधक को संग्रह करने की प्रवृत्ति का त्याग कर अपनी जरूरतों को यथासंभव कम से कम रखना चाहिए। भावी उपयोग के लिए वस्तुओं के संग्रह की आदत इस ब्रह्मांड में प्रत्येक जीवित प्राणी की जरूरतों को पूरा करने वाली परम शक्ति के प्रति अविश्वास की भावना को दर्शाती है। अपरिग्रह व्यक्ति के जीवन को सादगी भरा भय व निराशाओं से मुक्त बनाता है तथा व्यक्ति जो कुछ भी उसके पास होता है उसी में संतुष्ट व प्रसन्न रहते हुए शांत व संतुलित जीवन व्यतीत करता है।

नियम

इसके भी निम्नलिखित पाँच नियम होते हैं :

1. **शौच** : इससे न केवल शारीरिक स्वच्छता आती है बल्कि क्रोध, घृणा, लालसा, वासना, लोभ व घमंड आदि से मुक्त हो मन में पवित्रता भी आती है। भोजन सादा, सात्विक, शाकाहारी, रसदार व पोषक होना चाहिए, भारी नहीं। साथ ही आस-पास का वातावरण भी प्रदूषण, कीड़ों-मकौड़ों, शोरगुल से मुक्त, स्वच्छ व शुष्क होना चाहिए। इनसे योग साधक को अपने मंदिर में प्रवेश करने तथा अपने

मन रूपी दर्पण में अपनी आत्मा की छवि देखने में सहायता मिलती है।

2. **संतोष** : संतुष्टि के भाव को संतोष कहते हैं। असंतोष तथा लोभ की भावना मन को अव्यवस्थित बनाती है इसलिए व्यक्ति को स्वयं में संतुष्ट रह कर जीवन के लक्ष्य पर ध्यान केंद्रित करना चाहिए।

3. **तपस** : इसमें आत्म-शुद्धि, आत्म-नियंत्रण, आत्म-अनुशासन तथा परमात्मा से अंतिम मिलन के लिए किए जाने वाले प्रयास आते हैं। इसमें शरीर, वाणी व मन शामिल होते हैं। ब्रह्मचर्य और अहिंसा तपस के भाग बन जाते हैं। तपस व्यक्ति को शारीरिक, मानसिक और चारित्रिक बल प्राप्त करने में सहायता करता है।

4. **स्वाध्याय** : इसका अर्थ है — स्व-अध्ययन या स्व-शिक्षा या स्वयं द्वारा स्वयं के लिए शिक्षा। यह बगैर किसी कक्षा या व्याख्यान-कक्ष के अध्ययन स्वाध्याय कहलाता है। अभ्यास कर्ता स्वयं ही वक्ता है और खुद ही श्रोता भी। सतत अध्ययन तथा चिंतन-मनन करने से व्यक्ति हृदय से दयालु बन जाता है तथा उसकी आत्मा में देवत्व की अनुभूति विकसित होने लगती है।

5. **ईश्वर प्राणीधन (समर्पण)** : ईश्वर में पूर्ण आस्था रखते हुए उसके प्रति समर्पित हो जाना तथा साथ में अपनी सभी लालसाओं, इच्छाओं और कार्यों को उसे अर्पित कर देना ईश्वर प्राणीधन कहलाता है। इसके लिए ईश्वर पूजा, उसका नाम स्मरण तथा सर्वव्यापी सत्ता के रूप में उसका चिंतन करना होता है। इन सबके लिए अतिरिक्त शक्ति की आवश्यकता पड़ती है जिसके लिए व्यक्ति को पूर्ण समर्पण की भावना के साथ उसकी शरण में जाकर चिंतन करना पड़ता है, "मैं एक क्षुद्र जीव हूँ, वह परम शक्ति मेरी रक्षा करें।" भक्ति की इस पद्धति से साधक ज्ञान व आचार की उचित दिशा की ओर अग्रसर होता है। भगवान का नाम सूर्य जैसा है : कब हमारा जीवन रूपी चंद्रमा सूर्य की ओर आकर्षित होगा और पूर्ण चंद्रमा की भांति दमकेगा।

आसन

शरीर को स्वस्थ व पवित्र तथा मन को नियंत्रण में रखने के लिए प्रतिदिन योगासनों का अभ्यास जरूरी होता है। महर्षि पतंजलि का भी कहना है "स्थिरं सुखमासनम्" मतलब कि आसन का अर्थ है ऐसी मुद्रा में बैठना जो आरामदायक हो तथा शरीर को सीधा तना व स्थिर रखे। आसन का उद्देश्य होता है साधक के शरीर को क्रिया शून्यता की स्थिति देना, शरीर व मन को सांसारिक मामलों में लिप्त होने से दूर रखना तथा आवश्यक आराम देना।

आसनों के नियमित अभ्यास के परिणामस्वरूप शिराओं व धमनियों का शुद्धिकरण हो आम स्वास्थ्य में सुधार होता है। आसन मुख्यत: दो प्रकार के होते हैं, पहले ध्यान के लिए जैसे कि पद्मासन और सिद्धासन आदि तथा दूसरे शारीरिक स्वास्थ्य के लिए जैसे भुजंगासन, पवन मुक्तासन आदि। ये शरीर की समूची प्रणाली को तीव्र कर बल व ओज प्रदान करते हैं।

आसन शारीरिक कसरतों या तथाकथित पाश्चात्य अभ्यासों से सर्वदा भिन्न होते हैं तथा इन्हें करने के लिए किसी साजो-सामान या सुविधा की जरूरत नहीं पड़ती है, जैसी कि जिमनास्टिक की कसरतों के लिए होती है। आसनों को बड़ी आसानी से कहीं भी और बगैर किसी तैयारी के किया जा सकता है। इसके लिए तो बस एक दरी या कम्बल, स्वच्छ व हवादार स्थान और आत्म-विश्वास की ही जरूरत होती है।

आसन शरीर को सुंदर आकार देने के अलावा उसे रोगमुक्त रखते हैं और थकान को कम करते हैं। ये तंत्रिका प्रणाली को निर्बाध बनाने के साथ शरीर में विभिन्न लाभदायक संरचनात्मक और जैव रासायनिक परिवर्तन भी लाते हैं। इन परिवर्तनों में शरीर के अतिरिक्त भार में कमी, श्वसन क्रिया की दर में कमी, फेफड़ों की क्षमता में वृद्धि, वक्षस्थल के प्रसार में वृद्धि, रक्त-शर्करा तथा कोलेस्ट्रोल के स्तर में कमी, रक्त, प्रोटीन व एच.डी.एल. के स्तरों में वृद्धि, इंडोक्राइन ग्रंथियों के कार्यों तथा मानसिक कार्यों (एम.क्यू. और आई. क्यू.) में सुधार शामिल होता है। किंतु इनका विशेष महत्व मन को अनुशासित व प्रशिक्षित करने के गुण में निहित होता है। शरीरिक व मानसिक संचेतना के मध्य पूर्ण संतुलन से ही पूर्ण स्वास्थ्य प्राप्त होता है।

एक ठोस तथ्य यह है कि स्वास्थ्य ऐसा कोई सामान नहीं होता जिसे पैसों से खरीदा जा सके बल्कि इसे तो सच्चे प्रयासों, व्यवस्थित कठोर श्रम व अभ्यास से हासिल किया जाता है। आसन इसके लिए उपयुक्त माध्यम होते हैं। आसनों से साधक को न केवल शारीरिक व मानसिक विभ्रांतियों से मुक्ति में सहायता मिलती है वरन् शरीर, मन और आत्मा का पूर्ण संतुलन भी स्थापित होता है।

प्राणायाम

प्राणायाम का संक्षेप में अर्थ है, 'योग सम्मत श्वसन क्रिया' अर्थात् श्वसन का व्यवस्थित एवं अनुशासित रूप। प्राणायाम का संबंध प्राण (जीवन-शक्ति) से होता है तथा प्रत्यय 'आयाम' का मतलब है — लम्बाई, प्रसार या फैलाव। इस प्रकार प्राणायाम का अर्थ हुआ — नियंत्रण के साथ लंबी व गहरी सांस। यह सुषुम्ना (मेरुदंड) को क्रियाशील करता है तथा समूची तंत्रिका-प्रणाली को प्रभावित कर व्यक्ति की चमत्कारिक गुप्त शक्तियों को विकसित करता है।

मनु का कहना है "दहयंते ध्यायमानाना धातुनां हि यथा मला। तथेद्रिंयाणां दहयंते दोषाः प्राणास्य निज्यंहात्।"

अर्थात्, जैसे अग्नि स्वर्ण की अशुद्धियों को अपनी ज्वाला से जला देती है वैसे ही इंद्रियां भी अपनी अशुद्धियों को प्राणायाम के द्वारा बाहर निकाल देती है।

प्राणायाम की विधियां : प्रत्येक श्वास के तीन अंग होते हैं : (1) पूरक (सांस लेना), (2) रेचक (निःश्वास) तथा (3) कुंभक (सांस को रोके रखना)। सांस लेकर उसे रोके रखने की अवस्था को आंतरिक कुंभक कहते हैं जब कि सांस बाहर रोक रखने की रेचक अवस्था को बाह्य कुंभक कहते हैं।

प्राणायाम में तीनों अवस्थाओं के लिए आनुपातिक समयावधि मापित होती हैं तथा इस अनुपात का

सावधानीपूर्वक पालन जरूरी होता है। यौगिक श्वसन क्रिया में पूरक के अंतर्गत दोहरी मांसपेशिय क्रिया होती है। पहली क्रिया में वक्ष प्राचीर फैल कर फेफड़ों को फैलने के लिए अतिरिक्त रिक्त स्थान उपलब्ध कराता है। दूसरी क्रिया में गुम्बद के आकार का डायाफ्राम चपटा हो कर नीचे खिसक, उदर के अंतरांगों की लाभकारी मालिश् करता है। इसलिए व्यक्ति को गहरी सांस लेकर फेफड़ों को वायु से भर देना चाहिए।

प्राणायाम करते समय व्यक्ति को कमर को सीधा तान कर आराम के साथ बैठना चाहिए ताकि श्वसन की मांसपेशियां सरलता से फैल व सिकुड़ सकें। सांस को रोक कर रखना एक चेतन कार्य होता है जो श्वसन के स्वचालित प्रणाली का नियमन करने वाले रचना तंत्र पर नियंत्रण करता है। कुंभक के दौरान चाहे फेफड़े खाली हों या भरे, रक्त कोशिकाओं में आक्सीजन व कार्बन डायआक्साइड के विनिमय के द्वारा व्यक्ति को शारीरिक व मानसिक लाभ होता है। साथ ही इसके कारण फेफड़ों की थैलियों में शेष वायु में ताजी वायु मिल जाती है जिससे बेहतर शुद्धिकरण, आक्सीजन का ज्यादा अंत:प्रवाह तथा ज्यादा जीवन-शक्ति की प्राप्ति होती है।

प्रत्याहार

अगर कोई व्यक्ति अपनी इंद्रियों पर नियंत्रण करने में समर्थ होता है तो वह अनेक प्रकार की व्यथाओं से मुक्त हो सकता है। इसे ही प्रत्याहार कहते हैं। व्यक्ति के जीवन का लक्ष्य 'आनंद' की प्राप्ति के स्थान 'सद्' की उपलब्धि होता है। किंतु आम आदमी आनंद के पीछे भागता है जिससे कीमती जीवन का पवित्र तत्व छूट जाता है। सद् व पवित्रता की प्राप्ति जीवन का अंतिम ध्येय होता है। प्रत्याहार का अभ्यास करने वाला आनंद और संतुष्टी का अनुभव करता है क्योंकि वह जानता है कि उसे कहां जाना है, कहां रुकना है तथा क्या स्वीकार करना है और क्या अस्वीकार। वह समझता है कि आज जो विष लगता है, कल को वही अमृत बन जाएगा।

प्रत्याहार का पालन करने से साधक को संरचना या सृजन कर्ता की संपूर्णता का अनुभव होता है। वह स्थित प्रज्ञा की अवस्था में रहता जागतिक आत्मा की परिपूर्णता का अनुभव करता है तथा ऐसी स्थिति उसे संपूर्णता की ओर ले जाती है।

धारणा

धारणा ध्यान की प्रारंभिक अवस्था होती है जिसमें किसी एक बिंदु या किसी विशेष क्षण में किए जाने वाले कार्य पर स्थिर मन से पूरा ध्यान केंद्रित किया जाता है। धारणा आंतरिक बोध को उत्तेजित कर उसे सतत- प्रवाहित बुद्धि के साथ जोड़कर तनाव को बहा देती है। वास्तव में ध्यान के बगैर कुछ भी हासिल नहीं किया जा सकता है।

वास्तव में यम, नियम, आसन, प्राणायाम व प्रत्याहार का अभ्यास करने के पश्चात् साधक भली प्रकार ध्यान केंद्रित कर सकता है तथा उसका मन इच्छुक सेवक बन जाता है। इसके बिना मन प्राय: या तो निस्सहाय गुलाम होता है और या निरंकुश स्वामी। हमारे प्राचीन योगी इस तथ्य को भली भांति जानते थे इसी कारण उन्होंने इससे पार पाने के लिए एक पद्धति का अविष्कार किया, यही धारणा का आधार है। धारणा

की प्रक्रिया में साधक किसी विशेष आकृति या वस्तु पर अपना पूरा ध्यान केंद्रित करता है, तथा निश्चयपूर्वक अन्य समस्त चीज़ों का निषेध करता है।

पहले प्रयास में जब साधक अपनी रुचि की किसी वस्तु पर ध्यान केंद्रित करता है तो उसके मन में रोजाना की पूर्व धारणाएं उमड़ने-घुमड़ने लगती है। इन विचारों से निपटने के लिए हमें केवल मूक दर्शक बन कर उन्हें देखते भर रहना चाहिए, उनकी पहचान नहीं करनी चाहिए। फलस्वरूप दिवा-स्वप्न देखने के विचार लुप्त हो जाएंगे। यह वास्तव में आश्चर्यजनक है कि इस अभ्यास के द्वारा साधक कितनी शीघ्रता के साथ अपने मन को अपनी इच्छानुसार किसी वस्तु पर केंद्रित होने के लिए अनुशासित कर लेता है।

जो साधक धारणा में सफलता प्राप्त करना चाहते हैं उन्हें अपनी खुराक, विचारधारा, वाणी और कार्यों का पहले नियमन करना चाहिए। उसके बाद ही उसे रोजाना पूर्ण समर्पण के साथ धारणा का अभ्यास करना चाहिए। नियमितता तथा समयबद्धता लक्ष्य की प्राप्ति के अतिरिक्त कारण होते हैं।

ध्यान

ध्यान के दौरान मन को किसी एक बिंदु पर केंद्रित कर उसका निरंतर निरीक्षण किया जाता है। जैसे सूर्य की किरणों को आतशी शीशे द्वारा केंद्रित कर किसी भी वस्तु को पिघलाया जा सकता है ठीक उसी प्रकार विचारों की बिखरी हुई किरणों को केंद्रित करने से वे सामूहिक रूप से कार्य करने लगती है और मन को शक्तिशाली बना देती है। ध्यान का नियमित व सतत अभ्यास कर इच्छा शक्ति को विकसित और शक्तिशाली किया जा सकता है।

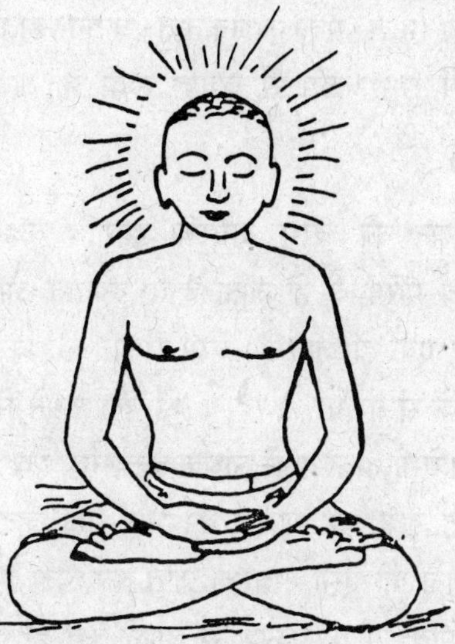

चित्र-10.1 ध्यान की अवस्था।

'विवेक चूड़ामणि' में कहा गया है कि ध्यान मन को राजसी व तामसिक गुणों से शुद्ध कर उसमें सात्विक गुणों को जागृत करता है, ठीक वैसे ही जैसे क्षार सोने की अशुद्धियों को दूर कर उसे चमकीला बनाता है। यों साधक की विचारधारा सुस्पष्ट व ज्यादा केंद्रित बनती है। ध्यान के द्वारा साधक को सापेक्ष महत्व के ज्ञान की प्राप्ति होती है जिससे वह कठोर तथ्यों को स्वीकार करता है तथा अच्छे-बुरे का निर्णय कर पाता है। ध्यान से ही ईर्ष्या-भावना, अहं, विद्वेष व घृणा, दुर्बलता, पराजय, असुरक्षा और भय के भाव जो कि शारीरिक एवं मनोदैहिक विकृतियों के मूल कारण होते हैं, लुप्त हो जाते हैं।

लेकिन ध्यान के अभ्यास में साधक को जल्दबाजी नहीं करनी चाहिए और न जल्द परिणाम के लिए बेचैन होना चाहिए। जैसे कोई सुंदर वृक्ष धीरे-धीरे विकसित होता है, वैसे ही ध्यान धीरे-धीरे परिणाम देता है।

ध्यान का फल एक वर्णनातीत घटना होती है जो साधक में समग्र रूप से व्याप्त होती है।

समाधि

ध्यान की चरम अवस्था समाधि कहलाती है। ध्यान जब परिपक्व हो जाता है तो व्यक्ति और समष्टि मिल कर एक हो जाते हैं। ऐसी स्थिति साधक को ज्ञान व बुद्धि के संसार पर से रहस्य का पर्दा उठाने में सहायता करती है। ऐसी अवस्था में साधक को शरीर, श्वसन क्रिया, मन, बुद्धि तथा अहं भावना का भान नहीं रहता है। वह चरम चेतना की ऐसी अवस्था प्राप्त कर लेता है जहां वह प्रज्ञा व पवित्रता के प्रकाश से आलोकित हो जाता है।

10.5 प्रेक्षा-योग

आज के तकनीकी, औद्योगिकीकरण तथा अति शहरीकरण के युग में स्त्री-पुरुष सतत भारी दबाव तथा तनाव का शिकार बने रहते हैं। बदले में ये उच्च रक्तचाप, अनिद्रा तथा विभिन्न प्रकार के हृदय रोग जैसे मनोदैहिक रोग उत्पन्न करते हैं। तब हताश होकर व्यक्ति शामक गोलियों, शराब, विभिन्न मादक द्रव्यों तथा धूम्रपान का आश्रय लेता है जो उसे अस्थाई राहत तो देते हैं मगर साथ ही और भी गंभीर समस्याएं पैदा कर देते हैं। उपचार मादक द्रव्यों या कल्पना में निहित नहीं होता है बल्कि जन्मजात शक्ति के विकास में रहता है। प्रेक्षा-ध्यान एक ऐसी सरल तकनीक है जिससे इन समस्याओं से पार पाया जा सकता है।

यह बात पूर्णरुपेण समझ लेनी चाहिए कि हमारा अस्तित्व दोहरेपन में कार्य करता है। जैसे कि इस भौतिक शरीर का एक आध्यात्मिक रूप भी होता है। मानव जीवन की प्रक्रियाएं पूर्णतः उसी के अंदर निहित होती हैं तथा उन्हें नियंत्रित करना उसके हाथ में होता है। नियंत्रण का यह कार्य उसके आध्यात्मिक स्वरूप की शक्ति द्वारा किया जाता है तथा इस अंतर्निहित शक्ति को यह ज्ञात कर विकसित किया जा सकता है कि उचित रूप से कैसे जीवन व्यतीत किया जा सकता है? इसमें खानपान व श्वसन क्रिया के अलावा उचित विचारधारा भी आती है।

प्रेक्षा-ध्यान क्या है?

प्रेक्षा-ध्यान व्यावहारिक परिवर्तन तथा व्यक्तित्व के संघटित विकास के लिए अनुभूतिमय ध्यान की तकनीक होता है। यह प्राचीन दार्शनिकता के ज्ञान पर आश्रित होता है तथा इसे आधुनिक वैज्ञानिक परिकल्पना के अनुरूप बनाया गया है।

'प्रेक्षा' शब्द संस्कृत का है और इसका अर्थ है — *सावधानी व गंभीरतापूर्वक अनुभव करना या देखना*।

यहां **'देखने'** से आशय बाहरी दृष्टि से नहीं है बल्कि इसका अर्थ है — अंतर्दृष्टि से सूक्ष्म चेतना पर सावधानीपूर्वक ध्यान केंद्रित करना। साधारण शब्दों में ध्यान की इस प्रणाली में साधक का मन चेतना के सूक्ष्म आंतरिक तथा स्वाभाविक क्रिया के बोध पर पूर्ण रूप से केंद्रित रहता है।

'ध्यान' शब्द को प्रायः विचार-शक्ति को किसी वस्तु विशेष पर कुछ समय के लिए केंद्रित करने के रूप में परिभाषित किया जाता है। अब मन *विचार-शक्ति* के साथ-साथ *बोध* का उपकरण बन जाता है। इसलिए प्रेक्षा के साथ जुड़ने पर ध्यान विचारों का नहीं बल्कि बोधगम्यता की एकाग्रता बन जाता है।

प्रेक्षा-ध्यान के उद्देश्य

प्रेक्षा-ध्यान के अभ्यास का मुख्य उद्देश्य मानसिक अवस्थाओं का शुद्धिकरण होता है। मन सदैव तुच्छ कामनाओं, भावनाओं और वासनाओं से भरा रहता है जिससे ज्ञान का प्रवाह अवरुद्ध हो जाता है। इसलिए सर्वप्रथम अस्वच्छता की इस बाधा को दूर करना आवश्यक होता है। मन से जब प्रत्येक प्रकार की अपवित्रता दूर हो जाती है तो मानसिक शांति स्वत: ही आने लगती है और फिर मानसिक संतुलन, समस्थिति तथा अच्छे स्वास्थ्य की प्राप्ति होती है।

इस प्रकार प्रेक्षा-ध्यान व्यक्ति की क्रोध, आक्रामकता, क्रूरता, प्रतिशोध तथा भय की भावनाओं के नियंत्रण की विधि है। साथ ही यह व्यक्ति की चेतना-शक्ति को जागृत कर विकसित करने तथा इनके द्वारा उसकी प्रवृत्तियों और व्यवहार को सुधारने का उपकरण भी होता है। चूंकि विवेकहीन प्रवृत्तियां तथा संवेग मस्तिष्क की उपज न होकर अंत:स्रावी ग्रंथियों की देन होते हैं, अत: कोई धार्मिक संकल्प या बौद्धिक ज्ञान बुराई के विनाश के लिए पर्याप्त नहीं होता है। बोधगम्य ध्यान विवेकपूर्ण विचारधारा की शक्ति को सुदृढ़ बनाता है और साथ ही अविवेकी संवेगों और आदिम प्रवृत्तियों को निर्बल बनाता है। साथ ही गुठलियों के दाम के रूप में अच्छे स्वास्थ्य की प्राप्ति होती है और घातक दवाओं के उपयोग के बगैर गंभीर बीमारियों का उपचार भी हो जाता है। प्रेक्षा-ध्यान का नियमित अभ्यास अंतत: शरीर को समस्थिति प्रदान करता है।

प्रेक्षा-ध्यान का अंतिम ध्येय - पवित्रता तथा सम भाव, वासनाओं की गंदगी से मुक्ति होता है। अच्छा स्वास्थ्य तथा शांति अंतिम उद्देश्य नहीं होता है बल्कि ये तो बाद में स्वयं प्राप्त हो जाते हैं। इमें तो इन दोनों मानसिक स्थितियों को और भी श्रेष्ठ बनाकर मन की पूर्ण शुद्धता तथा सदाशयता के अंतिम लक्ष्य तक पहुंचाना होता है।

प्रेक्षा-ध्यान के सात चरण

1. **कायोत्सर्ग** : पैरों की ऊंगलियों से प्रारंभ कर मस्तक की ओर मन को शरीर के प्रत्येक भाग पर एक-एक कर एकाग्र करना तथा आत्म-सुझाव के द्वारा प्रत्येक अंग में विश्रांति की अनुभूति करना कायोत्सर्ग कहलाता है।
2. **अंतर्यात्रा** : इसके दूसरे चरण में चेतन मन को सुषुम्ना में आंतरिक रूप से मूलाधार से ऊपर मस्तिष्क की ओर और फिर कपाल से नीचे मूलाधार की ओर चढ़ने-उतरने दिया जाता है।
3. **श्वास प्रेक्षा** : साधक इसके अंतर्गत अपने मन को श्वसन क्रिया अर्थात प्रत्येक श्वास तथा नि:श्वास पर मन को केंद्रित करता है। श्वसन क्रिया गहरी, धीमी, शांत तथा लयात्मक होती है। ऐसी संपूर्ण श्वसन क्रिया डायाफ्रामिक श्वसन क्रिया द्वारा प्राप्त की जाती है, अर्थात प्रत्येक श्वास-नि:श्वास के दौरान उदरीय मांसपेशियों को प्रसारित व संकुचित होने दिया जाता है और इस प्रकार डायाफ्राम के ऊपर-नीचे सरकने से फेफड़ों को अपनी पूरी क्षमता का उपयोग करने की स्वतंत्रता मिल जाती है।
4. **शरीर-प्रेक्षा** : इस प्रक्रिया के अंतर्गत साधक अपने मन को शरीर के प्रत्येक अंग में होने वाले

सूक्ष्म आंतरिक चमत्कार पर एक-एक कर एकाग्र करता है। साधक विभिन्न रासायनिक, यांत्रिक तथा विद्युत-चुंबकीय प्रक्रियाओं को शरीर के प्रत्येक कोष में घटित होते अनुभव करता है। यह प्रक्रिया केंद्राभिमुखी अर्थात् बाहर से अंदर की ओर होती है। अभ्यास की क्रमिक स्थितियां त्वचा की सतही उत्तेजना जैसे कि कपड़ों का स्पर्श, गर्माहट, खुजली, पसीना, मांसपेशियों की हलचल, आंतरिक अंगों की गहरी उत्तेजना तथा तंत्रिका-प्रणाली में विद्युतिय-संवेगों की सूक्ष्म तरंगों के बोध की होती है।

5. **चैतन्य केंद्र-प्रेक्षा** : इसका अर्थ है मन को कुछ विशेष अतींद्रिय केंद्रों पर एकाग्र करना। हमारे शरीर में कुछ ऐसे बिंदु होते हैं जहां अतींद्रिय ऊर्जा ज्यादा संकेंद्रित होती है जिन्हें अतींद्रिय केंद्र कहते हैं। ऐसे केंद्रों के बोध का अर्थ होता है — 'इन केंद्रों पर पूर्ण एकाग्रता तथा गहरे ध्यान से उन्हें अनुभव करना।' इन केंद्रों का संबंध अंत:स्रावी ग्रंथियों से होता है तथा ये ग्रंथियाँ व्यक्ति की मानसिक स्थिति और व्यवहार पर गहरा प्रभाव डालती हैं। ये अतींद्रिय केंद्र चेतना के मैदान होते हैं जो शरीर की अंत:स्रावी तथा तंत्रिका प्रणाली को प्रभावित करते हैं।

6. **लेश्याध्यान** : लेश्याध्यान नामक इस अगले चरण में रंगों पर ध्यान केंद्रित किया जाता है। यह अतींद्रिय रंगों का बोध होता है। इस अभ्यास के दौरान साधक किसी विशेष अतींद्रिय केंद्र पर किसी रंग विशेष का बोध करता है। तालिका 10.1 में अतींद्रिय केंद्रों, कल्पना किए जाने वाले रंगों तथा तीव्र इच्छा द्वारा होने वाले अनुभवों को दर्शाया गया है।

7. **आत्म-सुझाव और चिंतन द्वारा उपचारिक विचारधारा** : प्रेक्षा-ध्यान की प्रणाली दो शाखाओं (i) बोध की एकाग्रता तथा (ii) विचारों की एकाग्रता में विभाजित होकर प्रेक्षा तथा अनुप्रेक्षा कहलाती है। पूर्ववर्ती में बोधगम्यता को मूलत: एकाग्रता के लिए इस्तेमाल किया जाता है जबकि परवर्ती में चेतन-मन को वैचारिक प्रक्रिया पर एकाग्रता के लिए प्रोत्साहित किया जाता है अर्थात चिंतन किया जाता है। ध्यान के दौरान आत्म-सुझाव व्यक्ति की आंतरिक-शक्ति को बढ़ा देते हैं जिससे वह उचित प्रकार के खाद्य-पदार्थ का चुनाव कर, उसका आनंद ले, स्वयं को अपने प्रिय व्यंजन का त्याग करने के लिए समर्थ अनुभव करता है। वह अपने प्रिय दुग्ध-उत्पाद, चॉकलेट और आइसक्रीम का बिना किसी कठिनाई के त्याग कर देता है और महसूस करता है कि उनके बिना उस पर कोई फर्क नहीं पड़ने वाला है।

ये दोनों ही पद्धतियां साधक चेतन विचार-शक्ति तथा उनके आचार-व्यवहार में परिवर्तन लाने में पर्याप्त समर्थ होती हैं। अनुप्रेक्षा के दौरान आत्म-सुझाव साधक के शारीरिक, मानसिक और भावनात्मक स्थिति में वांच्छित परिवर्तन करते हैं। यह रोगों व अव्यवस्था के उपचार तथा सकारात्मक रवैया विकसित करने के लिए काफी महत्वपूर्ण होती है। दृश्यात्मकता मानसिक नेत्रों के सम्मुख छवि-निर्माण की

काल्पनिक प्रक्रिया होती है। किंतु जब हमारा मन दूसरे प्रकार के विचारों से भरा होता है और हम दृश्यात्मक कल्पना करने का प्रयास करते हैं तो हमारा प्रयास सफल नहीं होता है क्योंकि वह अकेंद्रित एवं निष्क्रिय होता है। जबकि ध्यानावस्था में वह सक्रिय व एकाग्र रहता है तथा इस दौरान वांछित प्रभाव मिलते हैं। धमनियों के हृदय-रोग से ग्रस्त कोई व्यक्ति यह दृश्यात्मक कल्पना कर सकता है कि उनकी धमनियों का प्रवाह तथा हृदय की क्रिया प्रणाली सुधर सकती है और वह रोजाना के कार्यों में स्वयं को ऊर्जास्वित महसूस करता है। इस दृश्यात्मक कल्पना की विशेषता यह होती है कि कल्पना के साथ शारीरिक संरचनात्मक समानता नहीं होती है, लेकिन फिर भी रोगी की चिकित्सिय स्थिति सुधारी जाती है। डॉ. डीन ऑर्निश ने भी अपने रोगियों में इसे उपयोगी पाया था।

10.6 प्रेक्षा-योग के लाभ

1. मानसिक प्रसन्नता तथा धार्मिकता का अनुभव।
2. शरीर में मूल रासायनिक परिवर्तन जैसे शारीरिक लाभ।
3. स्वभाव परिवर्तन या हृदय-परिवर्तन जैसे अतींद्रिय लाभ।
4. **श्वसन क्रिया के बोध के लाभ** : चैतन्यता तथा एकाग्रता, क्रियाशीलता, कार्यक्षमता में सुधार, ऊर्जा का उत्पादन, जरावस्था की गति में विराम।
5. **शारीरिक बोध के लाभ** : जैव-शक्ति की एकरूपता, शरीर का पुनर्शक्तिकरण, प्रतिरक्षा में वृद्धि, चैतन्यता में वृद्धि, व्यक्तित्व में परिवर्तन, संचेतना का उच्च स्तर, मानसिक विकारों से मुक्ति।
6. **अतींद्रिय केंद्रों के बोध के लाभ**: आनंद, शुद्धिकरण, चारित्रिक बल और इच्छा-शक्ति के केंद्रों का विकास तथा उत्तेजना, क्रोध, घृणा, स्वार्थ, ईर्ष्या, भय आदि का नियंत्रण व रूपांतरण।
7. **अतींद्रिय रंगों के बोध के लाभ** : उदार व शालीन व्यवहार, प्रसन्नता भरा जीवन, रूपांतरण का प्रारम्भ, स्वाभाविक प्रसन्नता, मानसिक कमजोरी में कमी, मस्तिष्क व स्नायु-प्रणाली को बल, मनोव्यथा और सम्मोहन से मुक्ति।
8. **चिंतन तथा आत्म सुझाव लाभ** : रोगों व नकारात्मक प्रवृत्ति से मुक्ति, स्वर्गिक आनंद की प्राप्ति व सकारात्मक प्रवृत्तियों में वृद्धि।
9. उपरोक्त सभी लाभ हृदय को भली प्रकार कार्य करने में सहायता करते हैं।

10.7 कायोत्सर्ग के लाभ

पहली अवस्था : विश्रांति की प्रथम अवस्था में व्यक्ति स्थिर रहना तथा ऐच्छिक क्रियाओं पर नियंत्रण करना सीख जाता है। बेचैनी से उत्पन्न उधेड़बुन खत्म हो जाती है तथा तनाव से राहत व विश्रांति का अनुभव होता है। उच्च रक्त चाप जैसे मनोदैहिक रोगों में उत्तरोत्तर सुधार होता है। नींद ज्यादा आरामदायक होती है तथा यह इन रोगों का प्रत्यक्ष प्रतिकारक होता है।

द्वितीय अवस्था : विश्रांति के दूसरे चरण में कुछ और लाभ प्राप्त होते हैं :

1. तंत्रिका प्रणाली पर सुखद् प्रभाव पड़ते हैं।
2. तंत्रिका प्रणाली की विद्युतिय गतिविधियों में परिवर्तन (सुखद् अल्फा तरंगों को इच्छानुसार उत्पन्न किया जा सकता है)।
3. चयापचयी क्रिया दर कम हो जाने से आक्सीजन की आवश्यकता भी कम हो जाती है।
4. अनैच्छिक या कोमल आंतरिक मांसपेशियों पर नियंत्रण स्थापित हो जाता है तथा उनमें उत्तेजना स्तर घट जाने के कारण वे कम उत्तेजित होते हैं।
5. क्रियात्मक दक्षता बढ़ जाती है।
6. सर्दी-गर्मी आदि पर्यावरणिक परिवर्तनों को सहन करने की क्षमता में वृद्धि हो जाती है।
7. कुशाग्रता में वृद्धि हो जाती है।
8. एकाग्रता सरल हो जाती है।

तृतीय अवस्था : इस तीसरी अवस्था में आत्म-बोध में वृद्धि होती है तथा भौतिक शरीर पृष्ठभूमि में रहता है। सूक्ष्म शरीर को सरलता से पहचान लिया जाता है तथा उसे स्थूल से कभी-कभी पृथक किया जा सकता है। बोध ज्यादा तीव्र तथा पाँचों इंद्रियों से ज्यादा स्पष्ट होता है।

चतुर्थ अवस्था : चौथी व अंतिम अवस्था में शरीर व आध्यात्मिक रूप का अलगाव पूर्ण हो जाता है। आत्म-बोध बिना किसी बाधा के स्थायी बन जाता है।

कायोत्सर्ग की उपलब्धियां

तनाव से राहत : विश्रांति का सर्वाधिक स्पष्ट व मापनीय लाभ तनाव की समाप्ति होती है। जो व्यक्ति नियमित रूप से कायोत्सर्ग का अभ्यास करता है, उसे अल्प समय में ही तनाव से छुटकारा मिल जाता है, विश्रांति अवस्था (किसी भी परिस्थिति में शांत व स्थिर अवस्था) की प्राप्ति होती है तथा शरीर पुनर्शक्तिवान बनता है। भारीपन व जमाव का भाव तिरोहित होकर स्वस्थ व हल्केपन का अहसास होता है। सर्वाधिक महत्वपूर्ण मानसिक भार व भारीपन से मिली राहत होती है। नियमित साधक का व्यक्तित्व श्रेष्ठ बनता है तथा वह कभी भी मानसिक रोगों से ग्रस्त नहीं होता है।

उलझन से मुक्ति : हमारा शरीर सामान्यत: उलझनों के कारण सतत उत्तेजित रहता है। विद्युतिय संवेग मांसपेशियों को संकुचित किए रखते हैं। जरा सा भी आराम नहीं मिलता है। विश्रांति तभी मिलना प्रारंभ होती है जब कंकाल की सभी मांसपेशियों की हलचल रुक जाती है।

शरीर की महत्वपूर्ण गतिविधियां स्वशासी स्नायु-प्रणाली के क्षेत्र में आती हैं और वे साधारणत: ऐच्छिक नियंत्रण के अधीन नहीं होती। किंतु विश्रांति जैसे-जैसे बढ़ती जाती है, ये गतिविधियां भी शांत होती जाती हैं। श्वसन क्रिया, हृदय की धड़कन तथा रक्त का परिभ्रमण सभी धीमे होते जाते हैं। ऊर्जा की चयापचयी दर कम हो जाने से आक्सीजन की मांग भी कम हो जाती है। अभ्यास जैसे-जैसे जारी रहता है वैसे-वैसे मांसपेशियां

विश्रांत होने लगती हैं, तनाव व उलझन क्रमशः कम होती हुई पूर्णतः लुप्त हो जाती हैं। शरीर की सभी मांगें और जरूरतें घट कर कम से कम हो जाती हैं तथा उधेड़बुन की अनुपस्थित में एक अभूतपूर्व शांति बनी रहती है।

रचनातंत्र को पुनर्शक्तिवान बनाना : भौतिक स्तर पर विश्रांति के लाभ स्पष्ट एवं मापनीय होते हैं। संवेदी स्नायु सतत सूचनाओं के अदान-प्रदान के कार्यभार से लदी रहते हैं। इसी प्रकार प्रेरक तंत्रिकाएं भी संदेशों को मस्तिष्क से मांसपेशियों, ग्रंथियों तथा अन्य ऊतकों तक संप्रेषित करने में व्यस्त रहती हैं। कार्य थकाने वाला होता है और क्षणिक आराम भी नहीं मिलता है। केवल विश्रांति तंत्रिकाओं और तंत्रिका-कोशिकाओं को वांछित आराम दिलाती हैं और वे कार्यभार से मुक्त होकर पुनःशक्ति प्राप्त करती हैं। तनाव में व्यर्थ जाने वाली महत्वपूर्ण ऊर्जा के संरक्षण से प्रत्येक ऊतक व कोष को पुनर्जीवन और पुनःशक्ति मिलती है। अतः इस तथ्य में कोई आश्चर्य नहीं है कि विश्रांति थकान को कुछ ही मिनटों में खत्म कर देती है जो कि घंटों की साधारण नींद भी नहीं कर पाती है। उपरोक्त तथ्य से यह बात भी स्पष्ट हो जाती है कि विश्रांति के अभ्यास के दौरान नींद को विकर्षण या ध्यान भंग करने वाली माना जाता है। लेकिन फिर भी रात में सोने से पूर्व विश्रांति का अभ्यास किया जा सकता है ताकि अधिक आरामदायक नींद आ सके।

रक्तचाप के कारण जिन व्यक्तियों को हृदय रोगों का खतरा बना रहता है वे विश्रांति का अभ्यास कर अपनी प्रतिरोधक शक्ति को सुदृढ़ बना सकते हैं। एक प्रयोगात्मक अध्ययन में यह पाया गया था कि किसी इलेक्ट्रॉनिक फैक्टरी के 100 श्रमिकों को जिन्हें उच्च रक्तचाप, कोलेस्ट्रोल के स्तर या धूम्रपान के कारण हृदय रोगों का खतरा था, जब 8 सप्ताह तक, सप्ताह में एक बार एक घंटे के लिए विश्रांति का अभ्यास कराया गया तो उनके रक्तचाप में भारी गिरावट आ गई थी। तीन वर्ष बाद तक इन श्रमिकों ने अपने रक्तचाप को निम्न बनाए रखा था तथा उनमें पारंपरिक उपचार कराने वाले रोगियों के समूह की तुलना में हृदय रोगों की काफी कम घटनाएं घटित हुई थीं।

आत्म-संचेतना : शरीर की उथल-पुथल खत्म हो जाने पर व्यक्ति को हलचल से पूर्णरुपेण मुक्ति प्राप्त होती है। तब आत्म-बोध की उच्च अवस्था होती है। भौतिक शरीर विस्मृत हो जाता है और **आध्यात्मिक रूप** अपना स्वतंत्र अस्तित्व प्रकट करता है। यह न तो कल्पना होती है और न ही आत्म सुझाव, बल्कि एक वास्तविक अनुभव होता है। इस अनुभव की एक खास विशेषता अपने शरीर से बाहर तैरने की वास्तविक अनुभूति होती है। वही आत्म-बोध होता है जो आत्म- सिद्धि दिलाती है।

प्रभा-मंडल का विकास : प्रत्येक जीवित प्राणी का अपना एक प्रभा-मंडल होता है जो कि उसके विद्युत-चुंबकीय विकिरण का आवरण होता है तथा इसे सामान्यतः नग्न नेत्रों से नहीं देखा जा सकता। यह प्रभा-मंडल भौतिक और अतींद्रिय विकिरण की परस्पर-क्रिया होती है। विश्रांति की चरम अवस्था में प्रभा-मंडल बोधगम्य बन जाता है। यह बोध आंशिक

रूप से संवेदी तथा आंशिक रूप से अति-संवेदी होता है। पूर्ण गतिहीनता की अवस्था में बाहरी वातावरण से प्रवेश कम से कम होता है। ऐसी अवस्था में चेतना भौतिक शरीर से श्रेष्ठ बन जाती है और साधक सूक्ष्म आंतरिक शरीर की गतिविधियों को पहचान जाता है। सूक्ष्म शरीर का बोध प्रवृत्तियों के परिवर्तनों को प्रभावित करता है।

प्रज्ञा का विकास : प्रज्ञा में मूर्त व अमूर्त, शरीर और आत्मा, एवं भौतिक रूप तथा आध्यात्मिक रूप में भेद करने या पहचानने की शक्ति भी शामिल रहती है। शरीर नश्वर होता है जबकि आत्मा अमर। प्रज्ञा के विकसित होने पर ही यह पृथकता वास्तविक बनती है। यह एक महत्वपूर्ण उपलब्धि होती है तथा यह लाभ कायोत्सर्ग से मिलता है।

प्रज्ञा बुद्धि से भिन्न होती है। बुद्धि पसंद-नापसंद से परिपूर्ण होती है - यह सुखद् है और वह दुःखद्। प्रज्ञा रुचि-अरुचि, आसक्ति और अनासक्ति के दोहरेपन से श्रेष्ठ होती है। समस्थिति तथा प्रशांति रुचि-अरुचि का स्थान ले लेती हैं। विश्रांति से मिले लाभ बुद्धि का प्रज्ञा द्वारा स्थानापन्न है। प्रज्ञा के परिपक्व होने पर बुद्धि पीछे छूट जाती है तथा लाभ-हानि, आनंद-दुःख, आलोचना-प्रशंसा, जीवन-मृत्यु जैसे अन्य दोहरेपन इंद्रियातीत बनकर निष्क्रिय हो जाते हैं। दुविधा के स्थान पर एक सत्ता ग्रहण कर लेती है।

अध्याय-11

भारत व विदेशों में परिहृद धमी रोग की योग सम्मत देखरेख

भारत व विदेशों में परिहृद धमनी रोग की योग सम्मत देरव-रेरव

11.1 परिहृद धमनी रोग के उत्क्रमण संबंधी डीन ओर्निश की धारणा

अमेरिका के डॉ. डीन ओर्निश ने हृदय-रोगों का मुकाबला करने के लिए एक जीवन-शैली का निर्धारण किया है जो कि परिहृद धमनी रोग के उत्क्रमण अर्थात् पुनः उभरने की स्थिति पर भी महत्वपूर्ण प्रभाव डालती है। उन्होंने शल्य-क्रिया के बिना अपने रोगियों का उपचार किया था। उन्होंने निम्नलिखित कार्य-योजनाएं अपनाई थी :

1. **तनाव की देरवरेरव** : उन्होंने अपने रोगियों को तनाव-मुक्त जीवन व्यतीत करने के बारे में शिक्षा दी तथा 60 दिनों तक रोजाना आधे घंटे तक योग, ध्यान तथा प्राणायाम का अभ्यास भी करवाया।
2. **श्वसन सम्बन्धी कसरतें** : उन्होंने 60 दिनों तक प्रतिदिन आधे घंटे तक आसान तथा हल्की एयरोविक (श्वास सम्बन्धी) कसरतें भी करवाईं।
3. **धूम्रपान का निषेध** : उन्होंने रोगियों को धूम्रपान का पूर्ण त्याग कर देने का निर्देश भी दिया।
4. **पूर्ण शाकाहारी आहार** : रोगियों को उन्होंने अल्प वसा वाली पूर्ण शाकाहारी आहार लेने का निर्देश भी दिया।

यह कार्य-योजना वैसे तो देखने में साधारण सी प्रतीत होती है मगर इसने प्रचंड सफलता दिलवाई और इस कहावत को सत्य सिद्ध कर दिया - **महान् सत्य साधारणतम होते हैं**।

डॉ. डीन ओर्निश ने परिणामों से संबंधित आंकड़ों को नवीनतम मेडीकल गजट 'पैट स्कैन' को दिए ताकि उनका हृदय-रोग के उत्क्रमण का सिद्धांत सिद्ध हो सके। यह वैज्ञानिक रिपोर्ट 'जरनल ऑफ अमेरिकन मेडीकल एसोसिएशन' में पुनः 1995 में प्रकाशित की गई थी। समस्त चिकित्सिय वैज्ञानिक जगत ने उन्हें गंभीर व्याख्यान का एक अवसर दिया। यह सिद्धांत अत्यधिक प्रसिद्ध हुआ तथा आज संपूर्ण विश्व में शल्य

क्रिया की सहायता के बगैर हृदय-रोग के उत्क्रमण के लिए डॉ. ओर्निस का नाम प्रसिद्ध है। उन्होंने हॉवर्ड मेडीकल स्कूल तथा न्यूयार्क के बोस्टन एण्ड बेथ इजराइल हॉस्पिटल समेत अमेरिका के आठ प्रमुख अस्पतालों को उत्क्रमण का यह कार्यक्रम दिया।

11.2 भारत में योग द्वारा हृदय-रोगियों का उपचार

भारत में भी कुछ चिकित्सक डॉ. डीन ओर्निस के नक्शे-कदमों पर चलते हुए हृदय-रोग उत्क्रमण कार्यक्रम का संचालन कर रहे हैं। डॉ. छाजेर विगत कुछ वर्षों से दिल्ली समेत भारत के शेष महानगरों में हृदय-रोग उत्क्रमण कार्यक्रम के कैंपों का आयोजन कर रहे हैं। इस पांच दिवसीय आवासीय कार्यक्रम को साओल (SAAOL) हृदय कार्यक्रम नाम दिया गया है। इस कार्यक्रम के प्रमुख अंग इस प्रकार हैं :

1. योग-क्रियाएं
2. आसन व प्राणायाम
3. प्रेक्षा-ध्यान
4. तनाव की देखभाल
5. खुराक-प्रबंधन

डॉ. डीन ओर्निस तथा डॉ. छाजेर दोनों ने ही निश्चय रूप से यह सिद्ध किया है कि शल्य क्रिया के बिना हृदय-रोग से उत्क्रमण वास्तव में संभव है, किंतु सफलता सिद्धांत और उसके पालन के उचित मेल तथा रोगी के आवास तथा पर्यावरण पर निर्भर करती है। इस तथ्य का खुलासा किया गया कि योग प्रशिक्षण केंद्रों पर आयोजित इन लघु कार्यक्रमों में भाग लेने वाले व्यक्तियों में से 90% रोगियों को परिहृद धमनी रोग का खतरनाक दौरा नहीं पड़ा था।

स्वामी धर्मानंदजी निदेशक, आध्यात्म साधना केंद्र, महरौली, नई दिल्ली भी अपने आश्रम में योग द्वारा परिहृद धमन रोग के उपचार के लिए हर पखवाड़े एक सप्ताह का योग-शिविर आयोजित करते हैं। आश्रम में ऐसे रोगियों का भी उपचार किया जाता है जिन्हें बाईपास सर्जरी की सलाह दी गई थी मगर वे किन्हीं कारणोंवश सर्जरी नहीं करवा पाए थे। अनेक रोगियों को इन कार्यक्रमों से लाभ पहुंचा है तथा परिणाम प्रोत्साहन देने वाले हैं।

अखिल भारतीय आयुर्विज्ञान संस्थान, नई दिल्ली के हृदय रोग विशेषज्ञ डॉ. एस.सी. मनचंदा अपने दल के उनके सहयोगी हैं।

चिकित्सिय तकनीक का विकास तथा बहुत बड़े अस्पताल समाज की इस पीड़ा के एक भाग की सुरक्षा कर सकते हैं किंतु प्रश्न यह है कि जैसा हमारा सामाजिक-आर्थिक ढांचा है उसमें से कितने व्यक्ति नई तकनीक को वहन कर पाएंगे। यह एक चौंकाने वाला तथ्य है कि अत्यंत महंगी सर्जरी या एंजियोप्लास्टी की सुविधा देने वाले ये अस्पताल भारत के समस्त हृदय-रोगियों में से केवल 2% से भी कम रोगियों का उपचार करते हैं। इस कारण डॉ. डीन ओर्निस तथा डॉ. छाजेर द्वारा चलाए जा रहे हृदय-रोग से उत्क्रमण कार्यक्रम को भारत भर में प्रोत्साहन दिया जाना चाहिए।

खण्ड-5

आहार-प्रबंधन

अध्याय-12

आहार प्रबंधन

आहार - प्रबंधन

12.1 हृदय रोग के प्रबंधन में आहार की भूमिका

परिहृद धमनियों में अवरोध की उत्पत्ति में आहार महत्वपूर्ण स्थान रखता है। हम किस प्रकार का भोजन करते हैं? उसकी गुणवत्ता कैसी होती है? इन सबका हमारी रोजाना की कैलोरिज की आवश्यकता से सीधा संबंध होता है इसी प्रकार खुराक का परिहृद धमनी रोग से भी दोहरा संबंध होता है। पहला कैलोरिज के संदर्भ में तथा दूसरा वसा के उपयोग को लेकर।

इसे समझना सरल है। एक क्षण के लिए हमारे द्वारा कैलोरी के रूप में ली जाने वाली ऊर्जा की मात्रा की तुलना प्रतिदिन खर्च की जाने वाली कैलोरी की मात्रा से करिए। मान लीजिए हम लोग प्रतिदिन 1600 कैलोरी खर्च करते हैं किंतु अपनी आवश्यकता से बहुत ज्यादा मात्रा में कैलोरी लेते हैं (तालिका 12.1)। प्रत्येक व्यक्ति में ऐसी ही प्रवृत्ति मिलती है। हम प्रतिदिन कार्यों को करने के लिए जरूरी कैलोरी से कम मात्रा में कैलोरी नहीं लेते हैं। चूंकि हमारी आदत सदैव ज्यादा खाने की होती है। अत: अतिरिक्त मात्रा वसा के रूप में भंडारित होती रहती है। यह न केवल शरीर में जमा होती है बल्कि रक्त वाहिनियों की आंतरिक सतह पर भी जमा हो जाती है। एक लंबी अवधि के बाद रक्त वाहिकाओं में कोलेस्ट्रोल का जमाव धीरे-धीरे बढ़ता जाता है जिसमें वाहिकाओं के रक्त-प्रवाह में गंभीर अवरोध पैदा होता जाता है और इसका परिणाम परिहृद धमनी रोग होता है।

प्रचुर वसा वाले खाद्य-पदार्थ जैसे कि अंडे की जर्दी, मांस, मछली, घी, मक्खन, दूध, गिरियां और मेवा आदि रक्त में कोलेस्ट्रोल के ऊंचे स्तर के लिए उत्तरदायी होते हैं (तालिका 12.2)। इस प्रकार परिहृद धमनियों के रोग में खुराक पर पर्याप्त ध्यान देना अत्यंत महत्वपूर्ण होता है। इस पक्ष को अनदेखा करने से हृदय की धमनियों का अवरोध उपचार या शल्य क्रिया के बावजूद भी आकार में बढ़ता जाता है।

तालिका 12.1

शारीरिक गतिविधियां तथा कैलोरिज का औसत उपयोग

गतिविधियां	ऊर्जा का खर्च (कैलोरी/मिनट)
नींद	0.8
पढ़ना	1.4
खाना	1.8
विचार-विमर्श	1.8
बैठना/लिखना	2.0
कार चलाना	2.1
खड़ा रहना	2.2
चलना (सामान्य)	4.5
चलना (तीव्र वेग से)	6.8
जोगिंग	7.9
फुटवाल	7.10
दौड़ना	10.12

12.2 पोषक तत्व

इंसान को स्वस्थ जीवन तथा शरीर की विभिन्न क्रियाओं के लिए अनेक प्रकार के पोषक तत्वों की आवश्यकता पड़ती है। इन पोषक तत्वों में कार्बोहाइड्रेट्स, प्रोटीन, वसा, विटामिन, खनिज-लवण आदि आते हैं। इन सभी मूल पोषक तत्वों की कैलोरी मात्रा यहां दी जा रही है :

खुराक	**कैलोरी**
कार्बोहाइड्रेट्स	4 कै.प्र.ग्रा.*
प्रोटीन	4 कै.प्र.ग्रा.
वसा	9 कै.प्र.ग्रा.

* कै.प्र.ग्रा. = कैलोरी प्रति ग्राम

विटामिन तथा खनिज लवण चाहे ऊर्जा प्रदान न करते हों किंतु शरीर की चयापचयी क्रिया में महत्वपूर्ण भूमिका अदा करते हैं। अतः हमारी खुराक भली प्रकार संतुलित होनी चाहिए। जिसमें सभी पोषक तत्व उचित अनुपात में हों।

तालिका 12.2

कोलेस्ट्रोल युक्त खाद्य-पदार्थ

खाद्य-पदार्थ	लगभग मात्रा
मांस, मुर्गा, मछली	100 मि.ग्रा./100 ग्राम
यकृत, गुर्दा	300 मि.ग्रा./100 ग्राम
मगज	200 मि.ग्रा./100 ग्राम
अण्डा	250 मि.ग्रा./एक
अण्डा (सफेदी)	0 मि.ग्रा./एक
दूध	50 मि.ग्रा./गिलास
आइसक्रीम	50 मि.ग्रा./छोटा कप
मक्खन/घी	35 मि.ग्रा./चम्मच भर
मछली का तेल	500 मि.ग्रा./चम्मच भर
वनस्पति तैल	0 मि.ग्रा./100 ग्राम (किंतु ट्राईग्लीसेराइड् से भरपूर)
गिरियां, तिलहन	0 मि.ग्रा./100 ग्राम (किंतु ट्राईग्लीसेराइड् से भरपूर)

विशेष आहार में प्रतिदिन की मात्रा

40-50% वसा (ज्यादातर संतृप्त)

25-35% कार्बोहाइड्रेट्स

25% प्रोटीन

400-500 मि. ग्राम. कोलेस्ट्रोल

हृदय रोगियों की प्रतिदिन का आदर्श आहार

10% वसा (अदृश्य रूप में)

70 से 75% कार्बोहाइड्रेट्स

15 से 20% प्रोटीन

5 मि. ग्राम. कोलेस्ट्रोल।

12.3 हृदय रोग उत्क्रमण का आहार

यौगिक जीवन-शैली मध्यस्थता कार्यक्रम का आहार एक महत्वपूर्ण भाग होता है। रोगी व्यक्ति को अल्प वसा (ज्यादातर असंतृप्त वसा, 15% कैलोरी देती है), कोलेस्ट्रोल (प्रतिदिन 50 मि.ग्रा. से कम) तथा उच्च कार्बोहाइड्रेड्स (65% कैलोरी) वाला आहार लेना चाहिए। उन्हें फल, सब्जियों, जई के चोकर, सोयाबीन, चना तथा अन्य फलियों वाला और उच्च घुलनशील रेशे वाला आंहार लेना चाहिए। वे प्रतिदिन 15 ग्रा. ईसबगोल की भूसी भी ले सकते हैं।

इन्हीं के साथ आहार में प्रचुर मात्रा में एंटी ऑक्सीडेंट (प्रति उपचायक) भी होने चाहिए।

12.4 भोजन में एंटी-ऑक्सीडेंट्स (प्रति उपचायक)

स्वतंत्र रेडिकल्स उपचयन (ऑक्सीडेशन) के गौण उत्पाद होते हैं। शरीर जब आक्सीजन का उपयोग करता है तो वह भोजन को जला कर ऊर्जा का उत्पादन करता है। वह ओजोन तथा कार्बन मोनोआक्साइड जैसे विषैले पदार्थों तथा कीटाणुओं को भी जलाता है तथा इसी प्रक्रिया में स्वतंत्र रेडिकल उत्पन्न होते हैं। ये कोषों की झिल्लियों को क्षति पहुंचाते हैं, क्रोमोसोम को अव्यवस्थित करते हैं तथा बहुमूल्य एंजाइम्स को नष्ट कर शरीर में क्षति की प्रतिक्रियाओं की कड़ी सी उत्पन्न कर देते हैं। इस प्रकार स्वतंत्र रेडिकल कम से कम 50% रोगों, जैसे कि परिहृद धमनी रोग, फेफड़ों का कैंसर, कुछ विशेष कैंसर, मोतियाबिंद, आमवाती संधिवात तथा पार्किसन्स डिसीज के प्रमुख कारक होते हैं।

विकास तथा ऊतकों को स्वस्थ रखने के लिए **विटामिन ए** की आवश्यकता पड़ती है। यह कोशों की झिल्लियों को बलशाली बनाने का भी महत्वपूर्ण कार्य करता है और साथ ही श्लैष्मिक झिल्लियों की भी सुरक्षा करता है। यह वसा में घुलनशील होता है।

बीटा केरोटीन एक सर्वाधिक शक्तिशाली एंटी-ऑक्सीडेंट होता है जोकि सूर्य की परा बैंगनी किरणों में पौधों को जलने से बचाता है — यह प्रकृति प्रदत्त प्रतिकारक है। जिन फलों-सब्जियों में बीटा केरोटीन पाया जाता है, उनमें खरबूजा, खुबानी, आड़ू, आम, गाजर, अजमोद (कच्ची), शकरकंद, पालक, जलकुंभी (कच्ची), टमाटर, शतावर तथा ब्रोकोली (पत्तागोभी) आदि हैं।

विटामिन सी (एस्कोरबिक एसिड) में अनेक अति-असाधारण गुण होते हैं जिनके अभाव में विभिन्न संक्रमण हो सकते हैं, यहां तक कि स्कर्वी से लेकर मृत्यु तक। रासायनिक तौर पर कहें तो विटामिन सी एक साधारणतम विटामिन है। यह शरीर के ऊतकों, मसूढ़ों, रक्त वाहिकाओं, हड्डियों व दाँतों के विकास व सुधार का काम करती है। यह शरीर की प्रतिरक्षा प्रणाली के कार्यों में भी प्रयुक्त होती है तथा जीवाणुओं व विषाणुओं के संक्रमण से लड़ने में शरीर की सहायता करता है।

विटामिन इ शरीर के प्रत्येक कोश की रक्षक तथा स्वतंत्र रेडिकल की भक्षक होती है। यह पुंसत्व की विटामिन मानी जाती है क्योंकि मानवीय प्रजनन-शक्ति में महत्वपूर्ण भूमिका अदा करती है। यह श्वेत रक्त कणों को शक्तिशाली बना प्रतिरक्षा प्रणाली का विकास करती है तथा हृदय रोगों को रोकने में सहायता भी।

12.5 हृदय रोगियों के लिए आदर्श आहार तालिका

नाश्ता

(दिन की कुल कैलोरी की 25%)

1. वरीय रूप से ब्राउन ब्रेड तथा चपातियों को वरीयता दें जो चोकर से बनी हों।
2. प्रतिदिन सलाद किसी भी रूप में।
3. साधारण चाय के बजाए आयुर्वेदिक हर्बल चाय।
4. फलों की चाट या साबुत फल।
5. मलाई रहित दूध (प्रतिदिन 200-250 मि. ली.)।

दोपहर का खाना

(दिन भर की कुल कैलोरिज की 35%)

1. पहले दौर में सलाद जिसमें नींबू, सिरका, टमाटर, आंवला, प्याज व चटनी हो।
2. गेहूं-चना के मिले आटे की चपाती या गेहूं-सोया की।
3. रुचि अनुसार मसाले।
4. विभिन्न दालों को अदल-बदल कर तथा भिन्न मेल में।

शाम की चाय

(दिन की कुल कैलोरी की 15%)

1. हर्बल चाय
2. अल्प-कैलोरी वाले स्नैक्स, जैसे मुरमुरे, पापकॉर्न, खील, चिवड़ा, पोहा, उपमा, फलों की चाट, अंकुरित चने, ढोकला, इडली आदि।

रात का भोजन

(25% कैलौरी)

1. पहले दौर में सलाद।
2. सोने से 2 घंटे पूर्व भोजन करें।
3. यह अत्यंत हल्का होना चाहिए।
4. सूप लेने का प्रयास करें।
5. शत प्रतिशत भोजन के लिए :

   40% भोजन (चपाती आदि)

   20% सलाद

   20% जल

   20% रिक्त

फलों के स्थापन्न रूप में पारम्परिक मीठे व्यंजन आंवले का मुरब्बा धो कर तथा पेठे की मिठाई भी धो कर लें।

12.6 तेल रहित भोजन कैसे पकाएं

राष्ट्रीय पोषण संस्थान, हैदराबाद ने सलाह दी थी कि शरीर की आवश्यकता की केलौरी का 10% भाग वसा, जिसमें वनस्पतिक तेल तथा आवश्यक वसाम्ल (फैटी एसिड) हों, से मिलना चाहिए। इससे कोलेस्ट्रोल का स्तर कम होने में सहायता मिलती है। हाइड्रोजेनेटेड

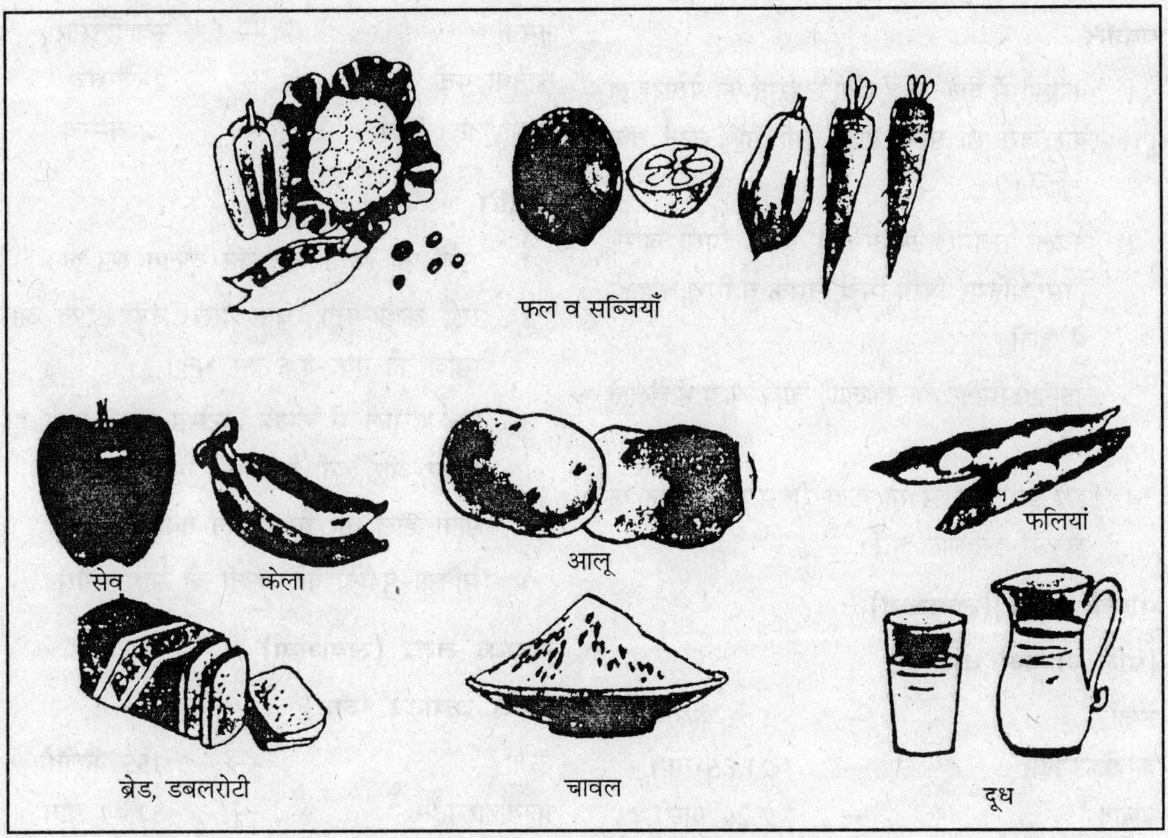

चित्र–12.1 उपयोगी खाद्य–सामग्री

वसाएं व अल्प वसाम्ल वाली वनस्पतिक वसाएं उपयोग नहीं की जानी चाहिए। हृदय रोगियों को किसी भावी खतरे से बचाने हेतु डॉक्टरों व विशेषज्ञों ने कम से कम तेल का उपयोग करने या बिल्कुल नहीं करने की सलाह दी थी। इसलिए खाना पकाने में तेल के स्थान पर पानी का उपयोग किया जाना चाहिए। इसी कारण इसे तेल रहित या शून्य भोजन कहा जाता है। भोजन में कच्चा तैल मिलाने की भी कोई जरूरत नहीं होती। तेल शून्य भोजन पकाने की दो रेसिपी यहां दी जा रही हैं :

1. राजमा मसाला

सामग्री

राजमा (उबले हुए)	—	1 कप
प्याज (कटे हुए)	—	¼ कप
टमाटर की सॉस	—	¼ कप
लहसुन पेस्ट	—	½ कप
जीरा पाउडर	—	1 चम्मच
धनिया पाउडर	—	1 चम्मच
नमक व मिर्च	—	स्वादानुसार
मिर्च पाउडर	—	½ चम्मच

पद्धति

1. कड़ाही में तले प्याज तथा लहसुन का पेस्ट डाल कर जरा सा पानी डालें तथा भाप उठने तक उबालें।
2. उबला राजमा, टमाटर की सॉस, पिसा जीरा, पिसा धनिया, पिसी मिर्च, नमक व मिर्च कड़ाही में डालें।
3. 15-20 मिनिट तक खौलाएं, बीच-बीच में चलाते रहें।
4. इसे इसी रूप में या कढ़ी रोल्स में भरावन के रूप में इस्तेमाल करें।

पोषक तत्व (लगभग) :

(प्रति मध्यम कटोरी)

ऊर्जा	—	119 कैलोरी
कार्बोहाइड्रेट्स	—	21.86 ग्राम
प्रोटीन	—	7.26 ग्राम
वसा	—	0.43 ग्राम

2. वेजिटेबल उपमा

सामग्री

सूजी	—	1 कप
मटर (स्टीम्ड)	—	¼ कप
गाजर (ग्रेटेड)	—	¼ कप
प्याज (कटे हुए)	—	¼ कप
राई	—	¼ कप
कढ़ी पत्ता	—	4-5 पत्तियां
चने की दाल	—	½ चम्मच
उड़द दाल	—	½ चम्मच
नमक	—	स्वादानुसार
धनिया पत्ती	—	2 चम्मच
पिसी लाल मिर्च	—	¼ चम्मच

पद्धति

1. सूजी को हल्का भून कर अलग रख लें।
2. राई, कढ़ी-पत्ता, चना दाल, उड़द दाल और प्याज को एक-एक कर भूनें।
3. भूने मसाले में नमक, स्टीम्ड मटर, कटी हुई गाजर और भूनी हुई सूजी मिलाएं।
4. पानी डाल कर तैयार होने तक पकाएं।
5. धनिया-पुदीना की चटनी के साथ परोसें।

पोषक तत्व (लगभग) :

(प्रति क्वाटर प्लेट)

ऊर्जा	—	155 कैलोरी
कार्बोहाइड्रेट्स	—	32.44 ग्राम
प्रोटीन	—	5.40 ग्राम
वसा	—	0.37 ग्राम

12.7 खाद्य-पदार्थ

प्रतिबंधित

1. पूर्ण दूध व दुग्ध-उत्पाद
2. बिना वसा का दूध (प्रतिदिन 200 मि.ग्रा. से परे)
3. पनीर व मक्खन
4. लस्सी (वसा रहित दूध की)
5. हर प्रकार का मांसाहार

6. गिरियां व सूखे मेवे
7. मिठाईयां
8. सभी प्रकार के तेल
9. शीतल पेय

कम प्रतिबंधित

1. ब्राउन ब्रेड व डबलरोटी
2. चावल
3. सेंवई
4. बाजरा
5. ज्वार
6. मक्का
7. सूखे मटर
8. आलू, शकरकंद व अरबी
9. गुड़
10. चीनी
11. पका केला
12. आम

स्वतंत्रता के साथ

1. मुरमुरे
2. चिवड़ा
3. दालें
4. चना
5. भूना चना
6. उड़द दाल
7. लोबिया
8. मूंग व मूंग की दाल
9. कुल्थी
10. मसूर
11. मोठ
12. मटर
13. राजमा
14. अरहर की दाल
15. सोयाबीन

पत्तेदार सब्जियां

16. बथुए का साग
17. पालक
18. मूली के पत्तों का साग
19. पत्तागोभी
20. चौलाई का साग
21. गाजर की पत्तियों का साग
22. अरबी का साग
23. सैजन
24. मेथी का साग
25. सलाद की पत्तियां
26. पुदीना
27. सरसों का साग

जड़ें

28. जमीकंद
29. गाजर
30. प्याज
31. मूली
32. लहसुन
33. अदरक

अन्य सब्जियां

34. सेम की फली
35. बैंगन
36. खीरा
37. फ्रेंच बीन्स (बाकला)
38. कमल ककड़ी
39. परमल
40. सीताफल (पेठा)
41. भिंडी
42. टिंडा
43. टमाटर
44. लौकी
45. तौरी, तुरई
46. शिमला मिर्च
47. ककड़ी
48. मशरुम

फल

49. सेव
50. अमरूद
51. नींबू
52. मौसमी
53. संतरा
54. तरबूज
55. पका पपीता
56. अन्नानास
57. खरबूजा
58. जामुन
59. कच्चा आम, कैरी
60. आलू बुखारा
61. आंवला
62. नाशपाती।

खण्ड-6

हृदय-रोगियों की देख-रेख का नवीन यौगिक जीवन-शैली मध्यस्थता कार्यक्रम

अध्याय-13

हृदय रोगियों की देख-रेख का नवीन यौगिक जीवन-शैली मध्यस्थता कार्यक्रम

हृदय रोगियों की देख-रेख का नवीन यौगिक जीवन-शैली मध्यस्थता कार्यक्रम

13.1 प्रस्तावना

पिछले कुछ दशकों के दौरान योग एक सफल चिकित्सा-प्रणाली के रूप में प्रयुक्त हो चुका है तथा शोधकर्ताओं ने यह सिद्ध कर दिया है कि योग ने रसायनों व चिकित्सा के चाकुओं वाले शल्य क्रिया-विज्ञान को पछाड़ दिया है। योग अन्य दवाओं के विपरीत उच्च रक्तचाप, रक्त में कोलेस्ट्रोल के उच्च स्तर तथा शरीर के अतिरिक्त वजन को बिना किसी दुष्प्रभाव के कम कर देता है। योगाभ्यास करने से जहां शारीरिक फिटनेस व कार्यक्षमता बढ़ती है वहीं मानसिक प्रसन्नता की भावना भी उत्पन्न होती है।

हाल के अनुसंधानात्मक अध्ययनों से इस तथ्य का पता चलता है कि जीवन शैली व खानपान की आदतों में सुधार, योग की क्रियाओं व आसनों, यौगिक विश्रांति और तनाव की देखभाल संबंधी प्रशिक्षण से वाहिकाओं के हृदय-रोग का खतरा खत्म होता है तथा स्वयं बीमारी से उत्क्रमण होने लगता है।

महान दार्शनिक हिप्पोक्रेट्स का कहना था : *"शरीर के सभी भागों, जिनका कोई न कोई कार्य होता है, अगर संयम के साथ प्रयोग किया जाए तथा जिस-जिस के वे अभ्यस्त होते हैं, उसका अभ्यास करवाया जाए तो वे स्वस्थ, सुविकसित बढ़ती उम्र के साथ धीमी गति से प्रभावित होते हैं, किंतु यदि उनका दुरुपयोग किया जाता है या उपयोग ही नहीं किया जाता है तो उनके रोगग्रस्त होने की संभावना बढ़ जाती है, दोषपूर्ण विकास होता है और तीव्रता से जरावस्था को प्राप्त कर लेते हैं।"*

13.2 कार्यक्रम के अंग

परिहृद धमनी रोग के उपचार के लिए प्रस्तावित यौगिक जीवन-शैली मध्यस्थता कार्यक्रम के निम्नलिखित चरण होते हैं :

1. योगासन
2. प्राणायाम
3. मुद्राएं
4. कायोत्सर्ग
5. रोगियों के लिए विशेष प्रेक्षा-ध्यान
6. तनाव की देखभाल (सकारात्मक विचारधारा तथा नैतिक-मूल्यों पर चिंतन)।
7. खुराक-प्रबंधन।

अब उपरोक्त वर्णित अंगों की विस्तृत व क्रमागत विधि वर्णित की जा रही है।

स्वास्थ्य को पुष्ट करने वाली यौगिक की क्रियाएं

- **मस्तिष्क व मन के लिए (चित्र 13.1)**

स्थिति : दोनों पैरों को साथ मिलाकर तथा हाथों को नीचे जांघों से स्पर्श कराते सीधे तन कर खड़े हो जाएं।

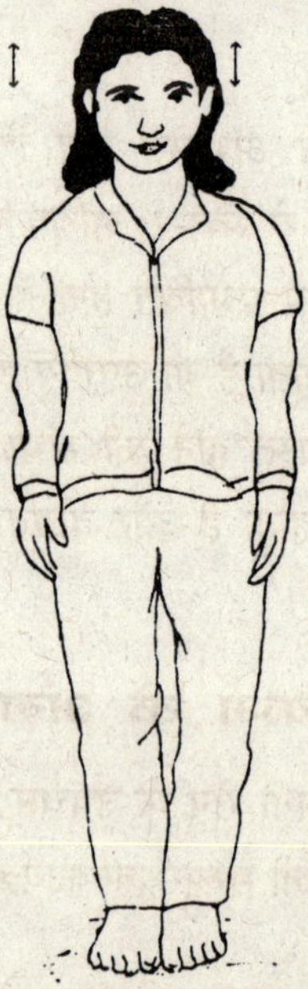

चित्र–13.1 सिर तथा दिमाग के लिए व्यायाम

क्रियाएं :

1. पुतलियों को ऊपर चढ़ा कर ललाट पर ध्यान जमाएं। अनुभव करें कि मस्तिष्क के कोश जीवंत और सक्रिय हो रहे हैं।
2. अब ललाट की मांसपेशियों को संकुचित कर फिर शिथिल बनाएं।
3. संकुचन व शिथिलीकरण की क्रिया को 5–10 बार दोहराएं।

- **नेत्रों के लिए (चित्र 13.2 अ, ब, स)**

स्थिति : सीधे तन कर खड़े रहें तथा गर्दन को स्थिर रखें।

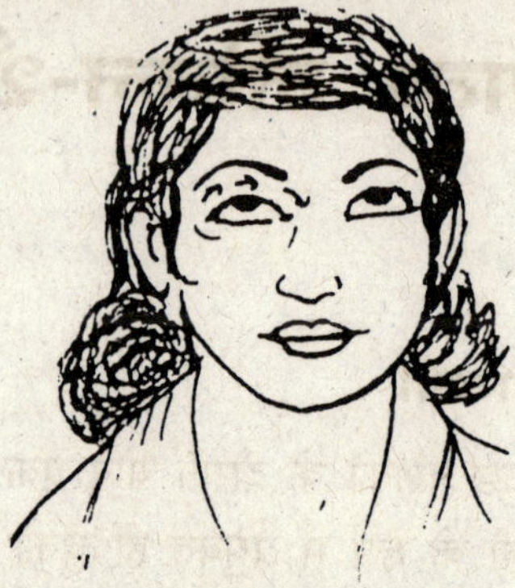

चित्र–13.2 अ–नेत्रों के लिए व्यायाम

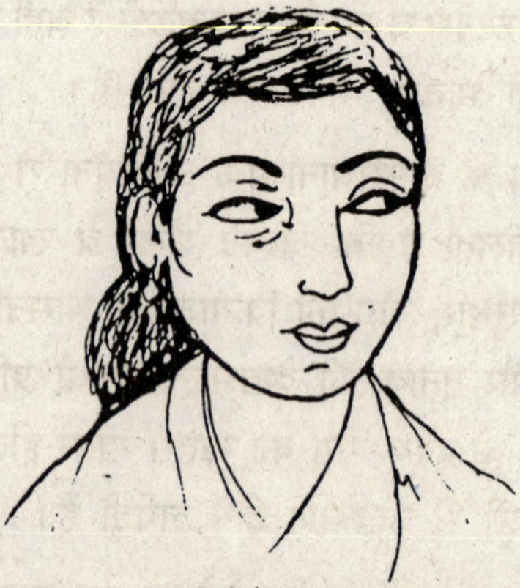

चित्र–13.3 ब–नेत्रों के लिए व्यायाम

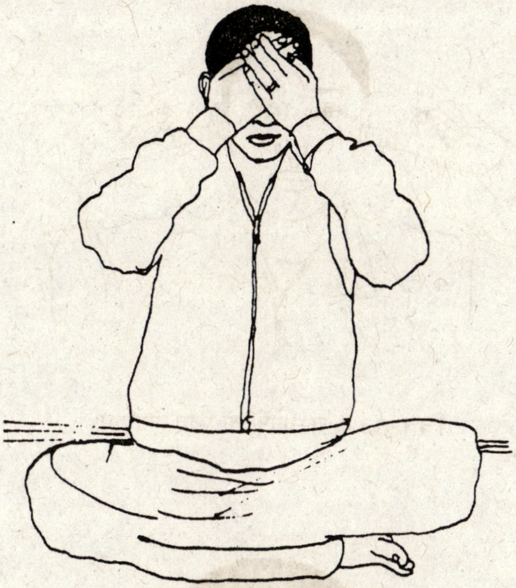

चित्र–13.3 स–नेत्रों के लिए व्यायाम

क्रियाएं :

1. अंतःश्वसन करते पुतलियों को ऊपर आकाश की ओर घुमाएं। फिर बर्हिश्वसन करते हुए अदल-बदल कर पैरों की ओर देखें (चित्र 13.2 अ)।
2. अब दाएं-बाएं देखें। केवल पुतलियों को घुमाएं। अधिकतम सीमा तक जाएं (चित्र 13.2 ब)।
3. पुतलियों को गोलाई में घड़ी की गति के अनुरूप तथा घड़ी की गति के विपरीत घुमाएं। प्रत्येक क्रिया को 5 बार करें।
4. हथेलियों को आपस में रगड़ कर गर्म करें और आँखों पर काला गव्हर बनाते हुए उन पर रख लें। फिर आँखें कुछ बार झपकाएं (चित्र 13.2 स)।

• गर्दन के लिए (चित्र 13.3 अ, ब, स)

स्थिति : आराम के साथ तन कर खड़े रहें।

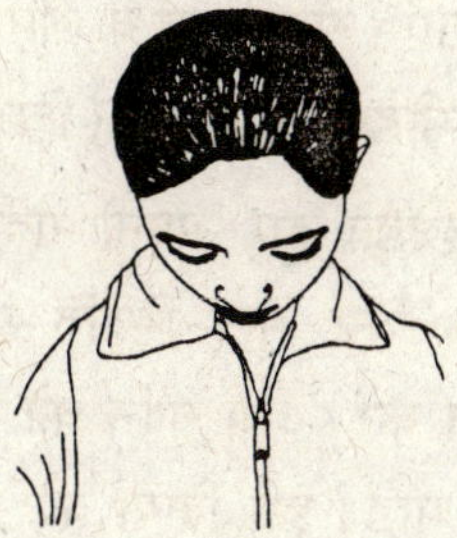

चित्र–13.3 अ–गर्दन के लिए व्यायाम

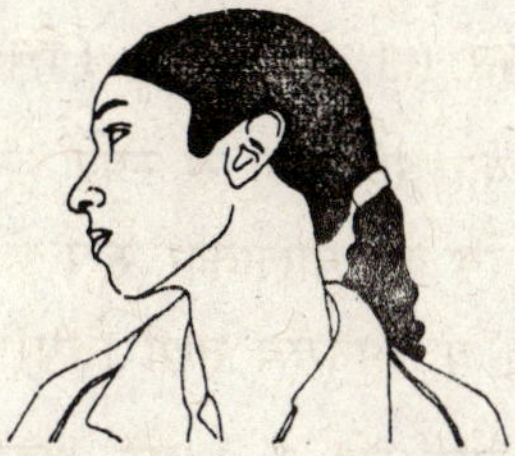

चित्र–13.3 ब–गर्दन के लिए व्यायाम

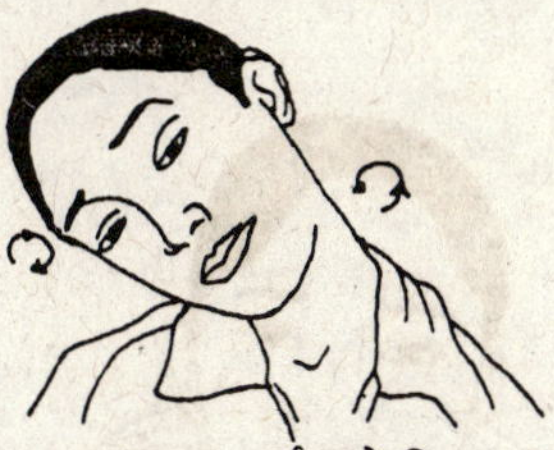

चित्र–13.3 स–गर्दन के लिए व्यायाम

क्रियाएं :

1. दोनों हथेलियों को आपस में 10 बार रगड़ कर गर्दन के अगले और पिछले भाग को 5 बार रगड़ें।

2. सांस लेकर अपनी गर्दन को पीछे को आकाश को देखने के लिए मोड़ें। फिर सांस छोड़ते हुए अपनी चिबुक को हंसली से स्पर्श कराएं। इसे 5 बार दोहराएं (सवाईकल के रोगियों को चिबुक नीचे नहीं मोड़नी चाहिए) (चित्र 13.2 अ)।
3. नि:श्वास छोड़ते हुए अपनी गर्दन को दाहिनी ओर मोड़ें। फिर मूल स्थिति पर लौटते हुए अंत:श्वसन करें। अब गर्दन को उसी तरीके से बाईं तरफ मोड़ें। इस क्रिया को 5 बार दोहराएं (चित्र 13.3 ब)।
4. अपनी गर्दन को अदल-बदल कर दाएं व बाएं मोड़ें तथा कानों का कंधों से स्पर्श कराने का प्रयास करें (3 से 5 बार) (चित्र 13.3 स)।
5. चिबुक का वक्षस्थल से स्पर्श करा, आंखें बंद रखें। गर्दन को गोलाकार रूप में घुमाएं (घड़ी की गति के अनुरूप तथा विपरीत)।
6. इस अभ्यास को 2-4 बार दोहराएं।

- **कानों के लिए (चित्र 13.4 अ, ब, स)**

स्थिति : आरामदायक मुद्रा में खड़े रहें।

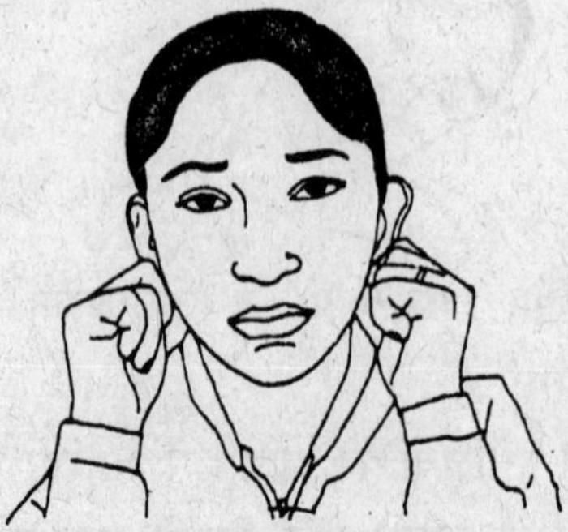

चित्र-13.4 अ-कानों के लिए व्यायाम

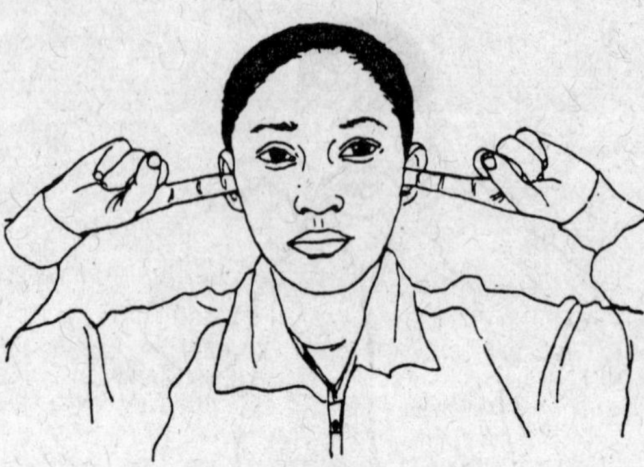

चित्र-13.4 ब-कानों के लिए व्यायाम

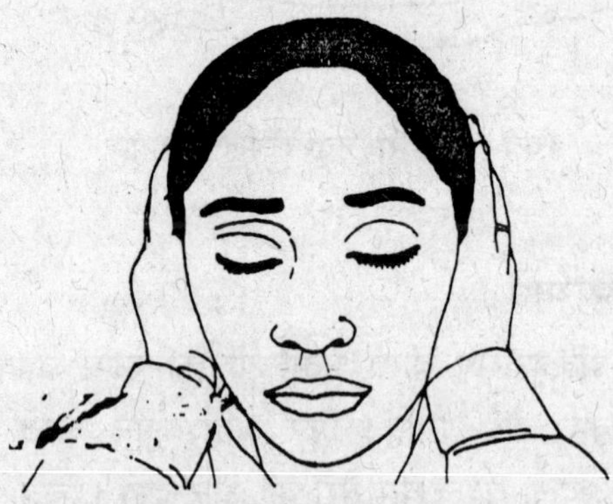

चित्र-13.4 स कानों के लिए व्यायाम

क्रियाएं :

1. 5 बार कानों को ऊपर खींचे तथा 5 बार कानों की लव को नीचे खींचे (चित्र 13.4 अ)।
2. अपनी तर्जनी ऊंगलियों को दोनों कानों में घुसा कर हल्के से घुमाएं (4-5 बार) (चित्र 13.4 ब)।
3. दोनों हथेलियों को आपस में रगड़ कर गर्म करें तथा हथेलियों से दोनों कानों को पूरी तरह ढ़क

कर आंतरिक ध्वनि को सुनने का प्रयास करें। (चित्र 13.4 स)।

- **चेहरे के लिए**

स्थिति : आराम के साथ खड़े रहें।

क्रियाएं :

1. दोनों हथेलियों से चेहरे को नीचे से ऊपर की ओर मसलें (5–10 बार)।
2. विश्रांति का अनुभव करें, क्रियाशील महसूस करें।

- **कंधों के लिए (चित्र 13.5 अ, ब)**

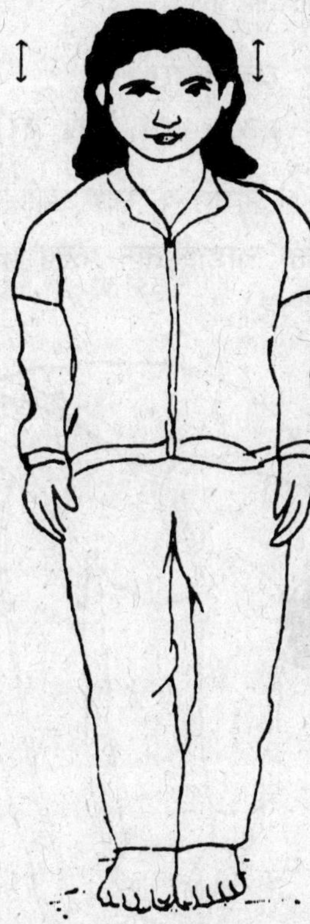

चित्र–13.5 अ–कंधों के लिए व्यायाम

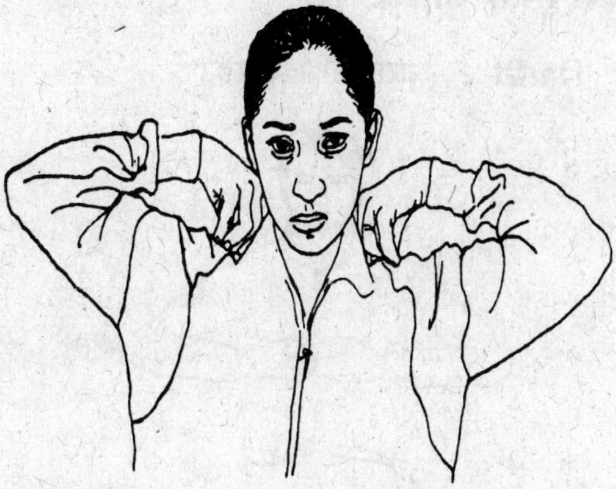

चित्र–13.5 ब–कंधों के लिए व्यायाम

स्थिति : आरामदायक मुद्रा में खड़े रहें।

क्रियाएं :

1. अपनी भुजाओं को सीधा नीचे लटकाएं, मुट्ठियां आधी बंधी हों। सांस लेते हुए कंधों को ऊंचा उठाएं तथा श्वास निकालते हुए कंधों को बांहों को बिना मोड़े नीचे लाएं (5–10 बार) (चित्र 13.5 अ)।
2. भुजाओं को विश्रांत रखते हुए कंधों को आगे-पीछे घुमाएं (5–10 बार)।
3. अपने हाथों को मोड़ कर कंधों से ऊंगलियों व अंगूठे का स्पर्श कराएं तथा सांस लेते हुए कंधों को आगे-पीछे घुमाएं (5 बार) (चित्र 13.5 ब)।

• वक्षस्थल तथा फेफड़ों के लिए (चित्र 13.6 अ, ब, स)

स्थिति : आराम से खड़े रहें।

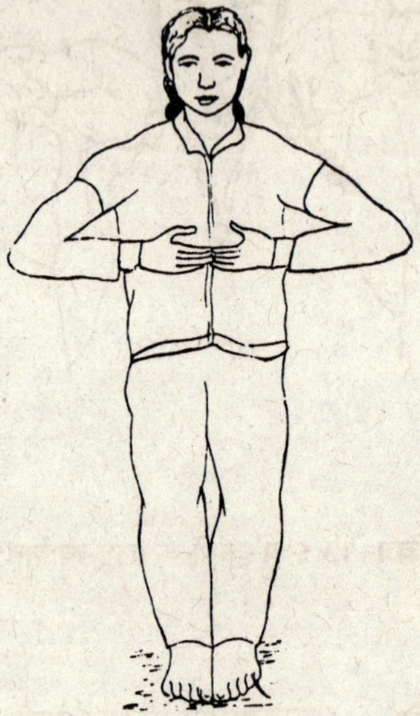

चित्र–13.6 अ–छाती तथा फेफड़ों के लिए व्यायाम

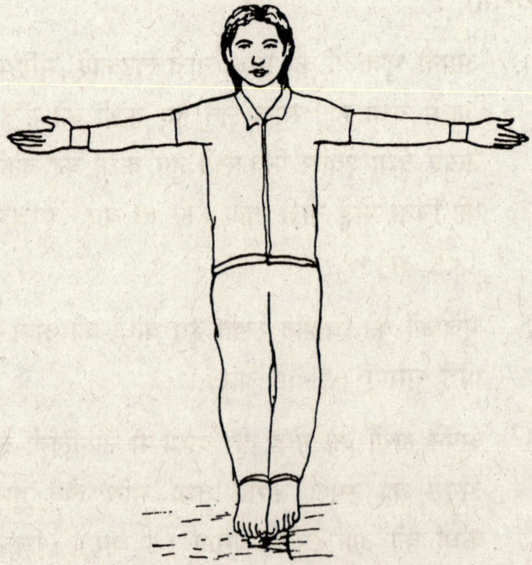

चित्र–13.6 ब–छाती तथा फेफड़ों के लिए व्यायाम

क्रियाएं :

1. भुजाओं को मोड़ कर वक्षस्थल से स्पर्श कराएं तथा मध्यमा ऊंगलियां वक्षस्थल के मध्य में एक-दूसरे का स्पर्श करती हों।
2. सांस लेते हुए बाएं हाथ को फैलाएं तथा सांस छोड़ते हुए भुजा को मूल स्थिति में लाएं। दाएं हाथ के साथ भी यही क्रिया दोहराएं (प्रत्येक के साथ 5 बार)।
3. दोनों भुजाओं के साथ यही क्रिया दोहराएं (5 बार)।
4. आसानी के साथ पूर्ण क्षमता अनुसार श्वासोच्छावांस करें।

• कमर के लिए (चित्र 13.7 अ, ब, स)

स्थिति : आराम के साथ खड़े रहें तथा दोनों पैरों को कंधों की चौड़ाई तक फैला कर रखें, हाथ अगल-बगल में रहें।

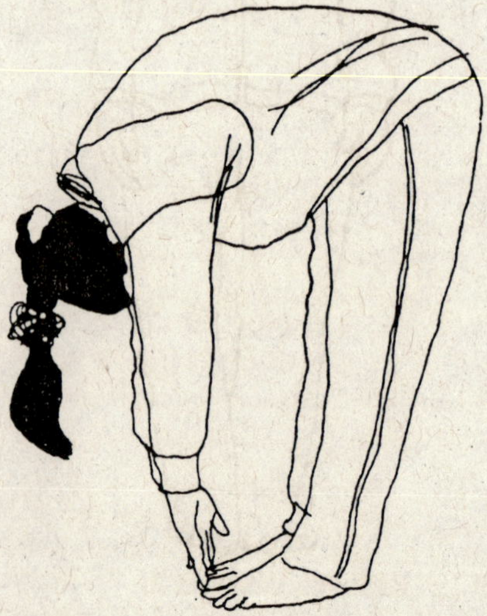

चित्र–13.7 अ–कमर के लिए व्यायाम

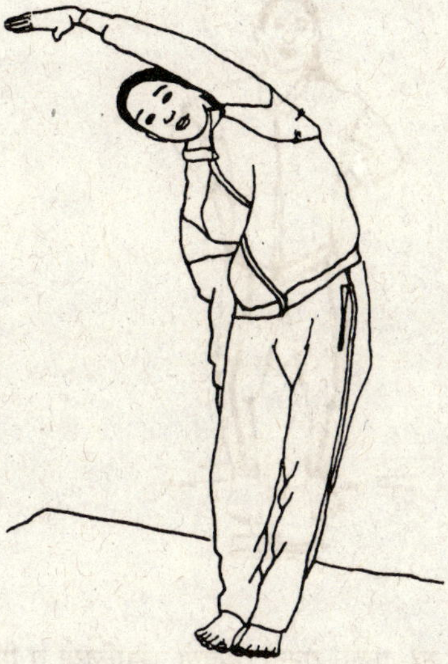

चित्र-13.7 ब-कमर के लिए व्यायाम

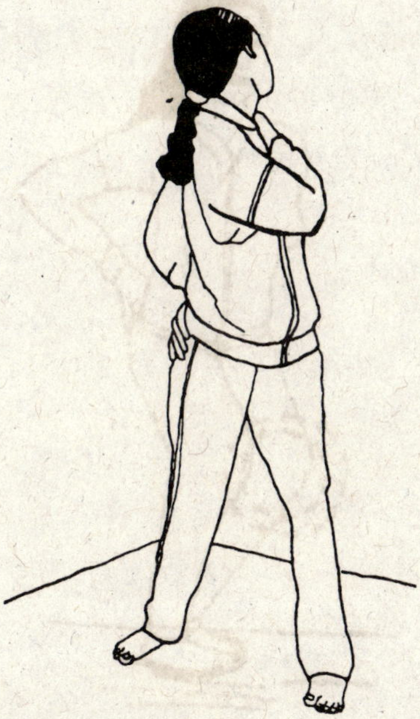

चित्र-13.7 स-कमर के लिए व्यायाम

क्रियाएं :

1. पूरी तरह सांस लें तथा हाथों को ऊपर की ओर तानें। उदर को आगे की ओर तथा कंधों को पीछे की ओर खींचे, साथ में आसमान की ओर देखें। अब श्वास छोड़ते हुए आगे की ओर झुकते हुए ललाट का घुटनों से स्पर्श कराएं तथा हाथों से पंजों का। बल-प्रयोग न करें तथा आराम के साथ अभ्यास करें (चित्र 13.7 अ)।
2. अंत:श्वसन करते हुए हाथों को ऊपर उठाएं तथा कमर को 30° तक बाईं ओर मोड़ कर श्वास छोड़ें। बाएं हाथ को घुटनों तक लाएं, गर्दन को बाएं झुकाएं तथा दाएं हाथ को मस्तक के ऊपर फैलाएं। इस मुद्रा में एक-दो मिनट तक रहकर वापस मूल स्थिति में आ जाएं। इसे दाहिनी तरफ से भी दोहराएं (चित्र 13.7 ब)।

3 अ. ऊंगलियों को आपस में फंसा कर हाथों को ऊपर उठाएं, हथेलियों का मुख ऊपर की ओर रखें। कमर के 30° तक बाईं ओर मोड़ें।

ब. दोनों हाथों को कान का स्पर्श करते हुए ऊपर तानें तथा आधे मिनिट तक उक्त मुद्रा में रह कर मूल स्थिति में आएं।

स. उक्त क्रिया को दाहिनी ओर भी दोहराएं (3 बार)।

4 अ. अंत:श्वसन कर हाथों को कंधों की सीध में आगे फैलाएं तथा हथेलियों का मुख एक-दूसरे की ओर हो।

ब. दाएं हाथ को बाएं कंधे पर रख, बाएं हाथ को घुमाकर दाएं कूल्हे पर रखें तथा बाईं ओर कमर को मोड़ें। इस मुद्रा को कुछ समय तक वापस रखें तथा 5 से 8 बार श्वासोच्छावास करें।

स. श्वास ले कर 'अ' की स्थिति में लौटें।

द. नि:श्वास छोड़ हाथों को नीचे लाएं।

क. बाईं ओर भी यही अभ्यास करें।

ख. समूचा शरीर यद्यपि मुड़ जाए लेकिन पैर धरती पर अडिग रहें (चित्र 13.7 स)।

उक्त क्रियाओं को 5 बार दोहराएं।

• जांघों व कूल्हों के लिए

स्थिति : पैरों में 15-20 से.मी. का फासला रखते हुए सीधे तन कर खड़े रहें।

क्रियाएं :

नितंबों पर अदल-बलद कर दाईं-बाईं एड़ी से चोट मारें।

• पंजों, घुटनों, टखनों, ऊंगलियों तथा ऐड़ियों के लिए (चित्र 13.8 क, ख, ग, घ, ण)

स्थिति : पैरों में 15-20 से.मी. का फासला रखते हुए सीधे तन कर खड़े रहें।

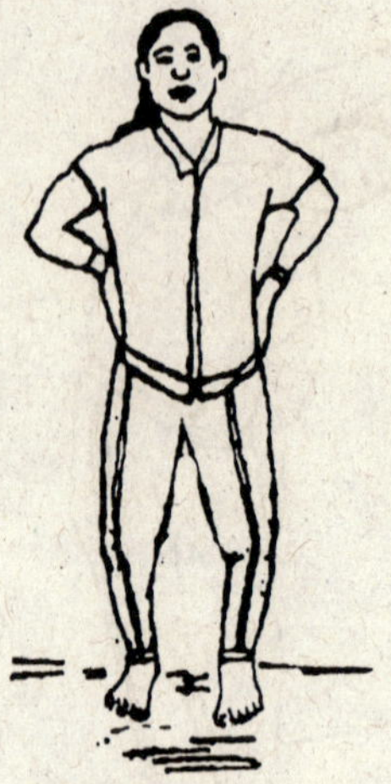

चित्र-13.8 ख-पंजों, घुटनों, टखनों, ऊंगलियों व ऐड़ियों के लिए अभ्यास

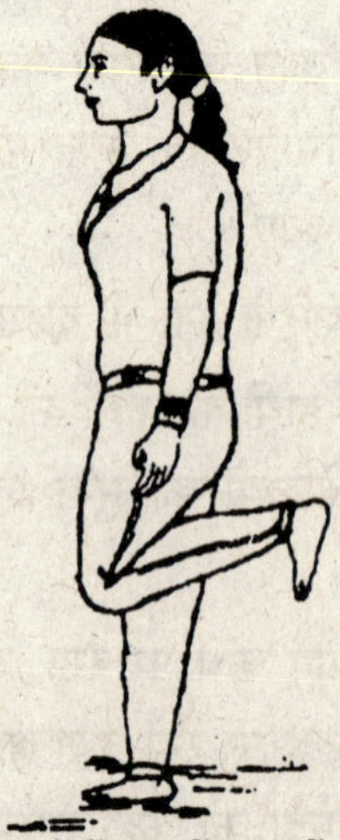

चित्र-13.8 क-पंजों, घुटनों, टखनों, ऊंगलियों व ऐड़ियों के लिए अभ्यास

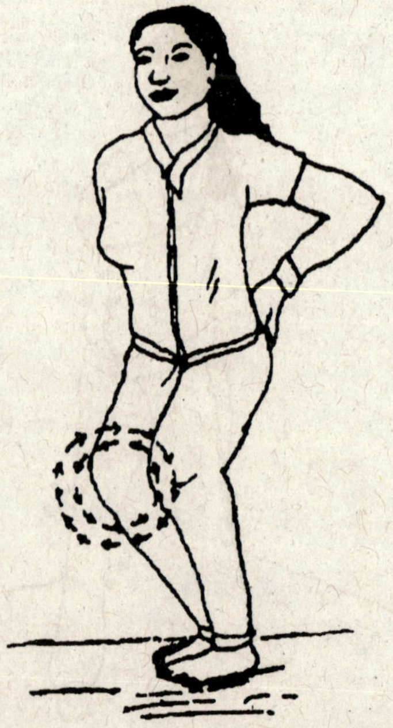

चित्र-13.8 ग - पंजों, घुटनों, टखनों, ऊंगलियों व ऐड़ियों के लिए अभ्यास

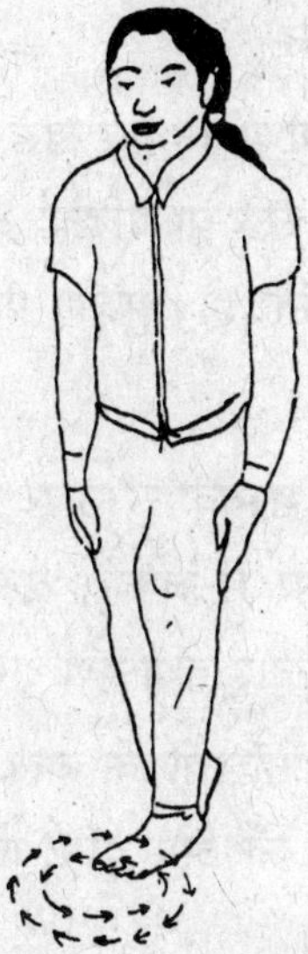

चित्र–13.8 घ – पंजों, घुटनों, टखनों, ऊंगलियों व ऐड़ियों के लिए अभ्यास

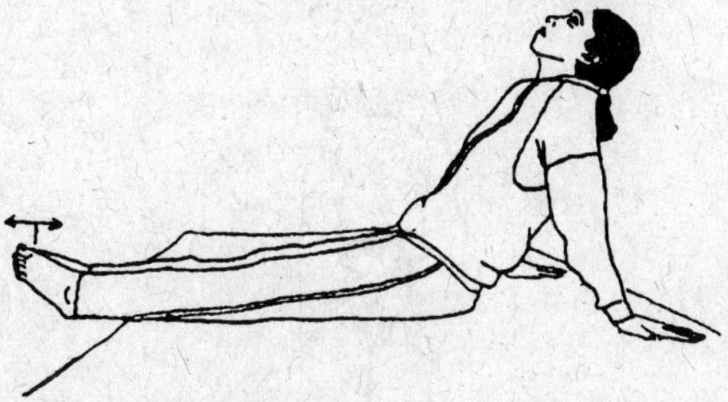

चित्र–13.8 ण – पंजों, घुटनों, टखनों, ऊंगलियों व ऐड़ियों के लिए अभ्यास

क्रियाएं :

1. बाईं ऐड़ी से कूल्हे पर वार कर, घुटने में झटके का अनुभव कर सीधा तानें। इस क्रिया को दाएं पैर के साथ भी दोहराएं। 5 बार दोहराएं (चित्र 13.8 क)।
2. अंगूठों को आगे रखते हुए दोनों हाथों को कमर पर रखें तथा पैरों में 30 से.मी. का अंतर रखें। शरीर को सीधा रखकर घुटनों से मोड़ें तथा पुन: सीधा हो जाएं। 5 से 10 बार दोहराएं (चित्र 13. 8 ख)।
3. दोनों पैरों को मिलाकर खड़े रहें तथा हथेलियों को कमर पर रखकर घुटनों को मोड़ें। अब घुटनों को घड़ी की गति और विपरीत रूप में घुमाएं। (5 से 10 बार) (चित्र 13.8 ग)।
4. बाएं पैर को धरती से जरा सा ऊपर-नीचे मोड़ें, 5-6 बार। फिर टखने को घड़ी की गति तथा उसके विपरीत घुमाएं। दाहिने पैर के साथ भी उपरोक्त क्रिया करें (प्रत्येक के साथ 5 बार) (चित्र 13.8 घ)।
5. पैरों को आगे फैला कर बैठें (चित्र 13.8 ण)।
6. भुजाओं को धड़ की ओर से पीछे फैलाएं।
7. बांहों के सहारे जरा सा पीछे झुकें।
8. पंजों को स्थिर रखते हुए ऊंगलियों को आगे-पीछे मोड़ें (10 बार)।
9. अब पंजों को टखनों से मोड़ते हुए आगे-पीछे घुमाएं (10 बार)।
10. दोनों पंजों को घड़ी की गति और उसके विपरीत टखनों के जोड़ से अदल-बदल कर घुमाएं (प्रत्येक 10 बार)।
11. पहले पैरों की ऊंगलियों के बल पर सीधा तन कर खड़े रहें और फिर एड़ियों के बल पर (5 से 10 बार)।

12. पहले ऊंगलियों के बल पर आगे चलें और फिर एड़ियों के बल पीछे (5 बार)।

कायोत्सर्ग

1. पैरों में 30 से.मी. का फासला रखते हुए या तो सीधे खड़े रहें या सोने की मुद्रा में रहें। अंगों व मांसपेशियों को विश्रांत रखें तथा नेत्रों को आधा बंद रखें।
2. ध्यान केंद्रित कर अपने मन को समूचे शरीर में तनाव से राहत के रूप में घुमाएं।
3. धीमी, गहरी व लंबी श्वसन क्रिया के साथ पूर्ण जागृत रहें।
4. अनुभव करें कि आपकी मानसिकता जागृत है और शरीर निद्रावस्था में (चित्र 13.9)।
5. 5-10 मिनिट तक अभ्यास करें।

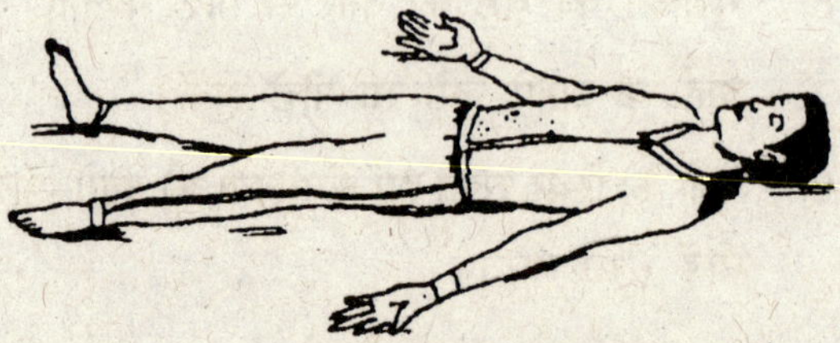

चित्र-13.9 कायोत्सर्ग का अभ्यास

यौगिक आसन

वाहिकाओं के हृदय-रोग के उपचार में योग की मध्यस्थता में आसन महत्वपूर्ण घटक होते हैं। आसनों का अभ्यास प्रारंभ करने से पूर्व चित्त शांत होना चाहिए तथा प्रसन्नता के साथ अभ्यास करना चाहिए वातावरण हवादार एवं शांत होना चाहिए।

• ताड़ासन

स्थिति : सीधा तन कर खड़े रहें तथा पैरों में 10 से.मी. का फासला रखें या एड़ियां आपस में मिली हों और ऊंगलियों में अंतर हो। भुजाएं पार्श्व में रखें।

क्रियाएं :

1. भुजाओं को मस्तक से ऊपर उठा कर ऊंगलियों को एक-दूसरे में जकड़ें, वक्षस्थल व उदर को धीरे-धीरे फुलाएं तथा पूर्ण क्षमतानुसार सांस लें।
2. शरीर को ऊंगलियों के बल ऊपर उठाएं तथा ठीक सामने की ओर दृष्टि केंद्रित कर कुछ देर तक यथावत् रहें।
3. घुटनों को सीधा रखते हुए हाथों व एड़ियों को नीचे लाएं तथा सांस छोड़ते हुए प्रारंभिक स्थिति में लौट आएं।

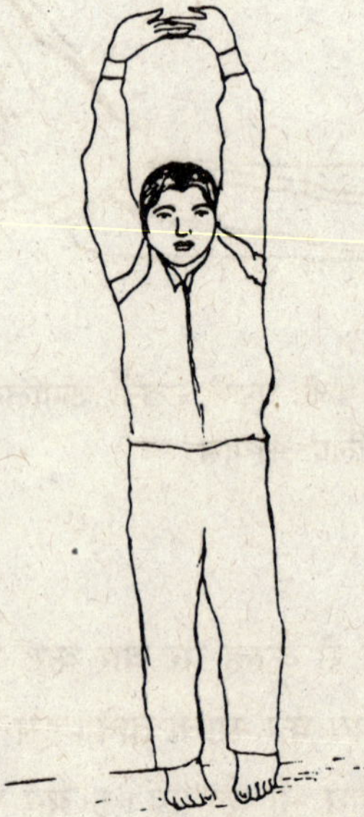

चित्र-13.10 ताड़ासन

• पादहस्तासन

स्थिति : पंजों को मिला कर सीधा तन कर खड़े रहें।

क्रियाएं :

1. सांस लेते हुए हथेलियों का मुख आगे रखते हुए भुजाओं को मस्तक से ऊपर उठाएं।
2. नि:श्वास छोड़ते हुए धीरे से आगे झुकें।
3. हथेलियों से टखनों तथा मस्तक को घुटनों से स्पर्श कराएं।
4. टखनों व घुटनों को सीधा रखने का प्रयास करें।

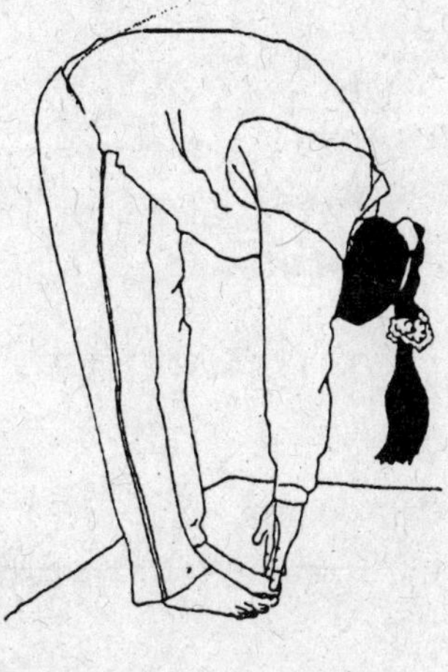

चित्र–13.11 पादहस्तासन

5. अंत:श्वसन करते हुए भुजाओं व शरीर को ऊपर उठाएं।
6. नि:श्वास के साथ भुजाएं नीचे लाएं।
7. अगर ललाट घुटनों को स्पर्श नहीं कर पाता है तो कोई फर्क नहीं पड़ता है। अभ्यास के साथ-साथ वह संभव हो सकेगा।

चेतावनी :

स्लिप डिस्क, ग्रीवा के दर्द तथा स्पोंडीलोसिस से ग्रस्त व्यक्ति इस आसन का अभ्यास न करें।

• वज्रासन

स्थिति : घुटनों के बल शांत मुद्रा में बैठें तथा कमर व गर्दन को सीधा रखें।

क्रियाएं :

1. एड़ियां पृथक रखते हुए तथा तलवों को ऊपर रखते हुए घुटनों के बल बैठें।
2. तलवों के बल पर बैठते हुए घुटनों को अभ्यास में जोड़े तथा उन पर हथेलियां रखें।

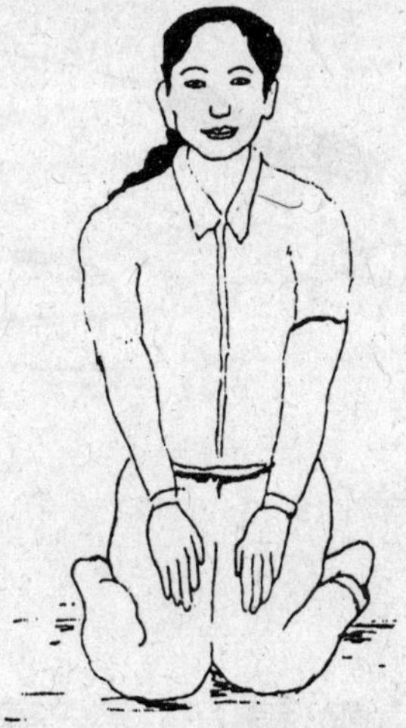

चित्र–13.12 वज्रासन

3. लय के साथ धीरे-धीरे श्वसन-क्रिया करें।
4. कुछ समय तक उक्त मुद्रा में स्थित रहें।

• शशांकासन

स्थिति : वज्रासन की मुद्रा में भुजाओं को सीधा रखते हुए हथेलियों को घुटनों पर रखें। हथेलियों का मुंख एक-दूसरे की ओर रखें।

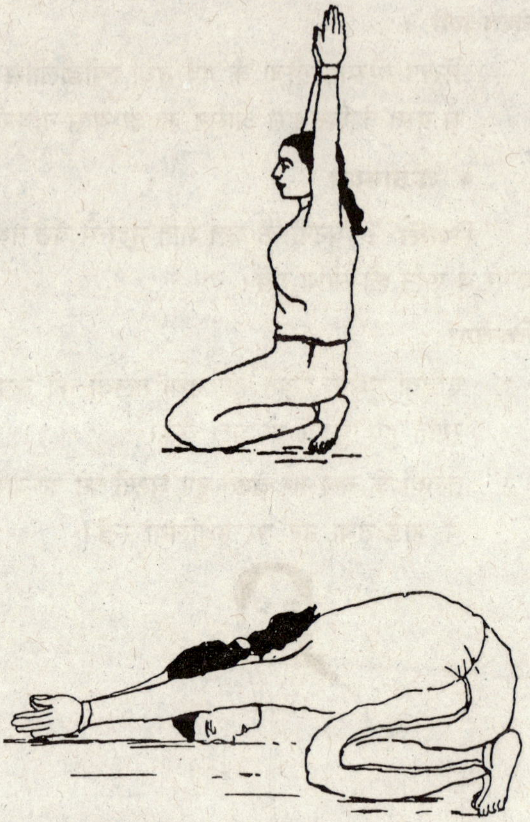

चित्र–13.13 शशांकासन

क्रियाएं :

1. श्वास लेते हुए जुड़े हाथों को मस्तक के ऊपर लाएं।
2. नि:श्वास छोड़ते हुए आगे झुक कर ललाट को भूमि से लगाएं। हथेलियां जुड़ी रखें।
3. शांतिपूर्वक श्वसन क्रिया करते हुए 5–10 सांसों तक उक्त मुद्रा में अवस्थित रहें।
4. श्वास लेते हुए मस्तक व भुजाओं को ऊपर उठाएं।
5. नि:श्वास छोड़ते भुजाओं को नींचे लाएं।
6. ऐसा दो बार करें।

- **अर्द्धचंद्रासन**

स्थिति : एड़ियों को मिला कर सीधा तन कर खड़े रहें।

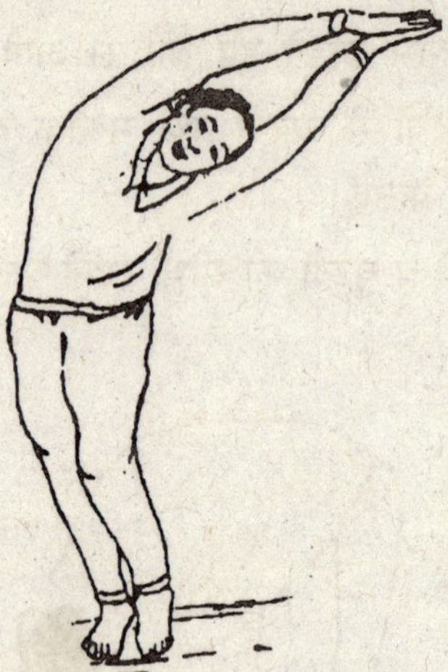

चित्र–13.14 अर्द्ध चंद्रासन

क्रियाएं :

1. हाथों को मस्तक के ऊपर नमस्कार की मुद्रा में जोड़ें।
2. अंत:श्वसन करते हुए कमर से बाईं तरफ मुड़ें।
3. नि:श्वास छोड़ते हुए शरीर को सीधी स्थिति में लाएं।
4. दाहिनी तरफ भी क्रिया को दोहराएं।

- **अर्द्ध मत्स्यासन**

स्थिति : फर्श पर बैठ कर पैरों को सम्मुख फैलाएं।

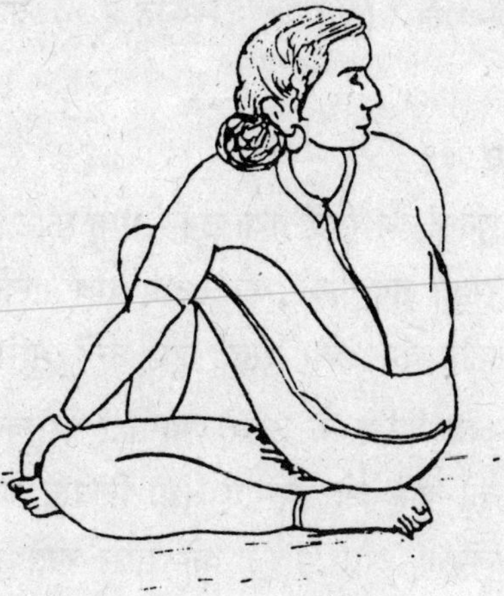

चित्र–13.15 अर्द्ध मत्स्यासन

क्रियाएं :

1. दाहिने पैर का घुटना ऊपर रखें ऊंचा कर जरा सा मोड़ें, तलवा फर्श पर रखें।
2. बाएं पैर को इस प्रकार मोड़ें कि उसकी एड़ी दाहिने नितंब का स्पर्श करती हो।
3. दाहिने पैर को बाएं घुटने से परे रखें। तलवा फर्श पर रहे।
4. बाईं बगल को दाएं घुटने पर रखकर बाएं हाथ से दाएं टखने को पकड़ें।
5. नि:श्वास छोड़ते हुए दाएं हाथ को पीछे घुमा कर नाभि तक लाने का प्रयास करें।
6. समश्वसन क्रिया के साथ उपरोक्त मुद्रा को एक मिनट तक बनाएं रखें।
7. सांस लेते हुए दाईं भुजा को दाईं ओर लाएं।
8. नि:श्वास छोड़ते हुए बाएं हाथ व पैरों को स्वतंत्र करें।
9. दूसरे भाग के साथ भी उपरोक्त क्रिया करें।

- **उत्तानपादासन**

स्थिति (1) : पीठ के बल लेट कर हाथों को शरीर के समानांतर रखें। हथेलियां फर्श से सटी हों और पैर आपस में सटे।

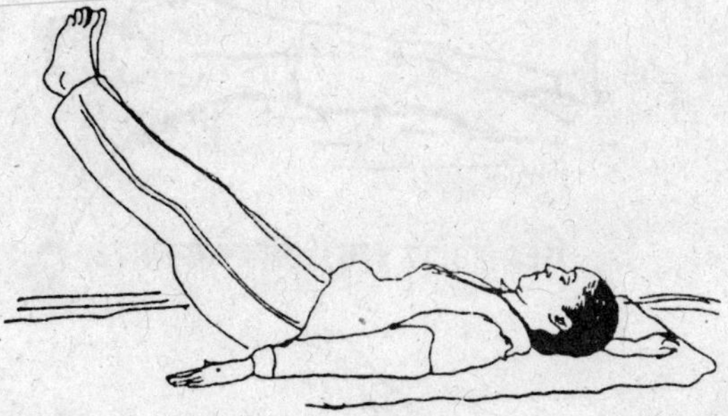

चित्र–13.16 उत्तानपादासन

क्रियाएं :

स्थिति (1) :

1. श्वास लेकर नि:श्वास छोड़ें तथा पैरों से फर्श से 15 से.मी. ऊपर उठाएं।
2. उपरोक्त मुद्रा में अवस्थित रह कर 5 बार श्वास लें और नि:श्वास छोड़ें।
3. श्वास लें पैरों को नीचे लाते नि:श्वास छोड़ें।
4. विश्रांति का अनुभव करें।

स्थिति (2) : स्थिति (1) के अनुसार किन्तु पैरों में 30 से.मी. का फासला रखें।

क्रियाएं :

1. उपरोक्त क्रियाएं।
2. विश्रांत।

स्थिति (3) : स्थिति (1) की मुद्रा लेकिन पैरों में 45 से.मी. का अंतर रखें।

क्रियाएं :

1. उपरोक्त।
2. विश्रांत।

- **मेरुदंडासन**

स्थिति (1) : पीठ के बल लेट कर भुजाओं को धड़ के समानांतर रखें।

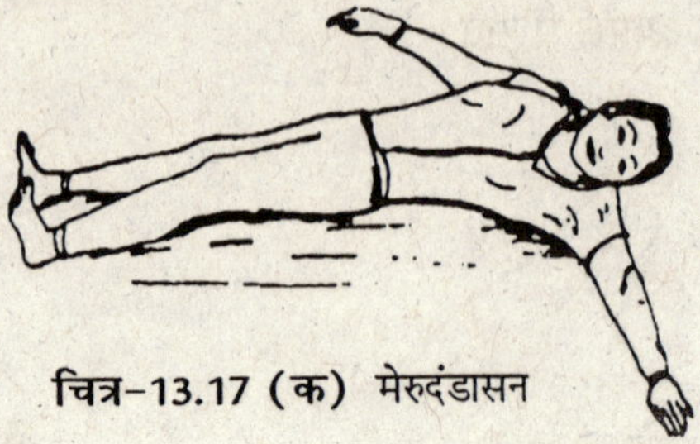

चित्र–13.17 (क) मेरुदंडासन

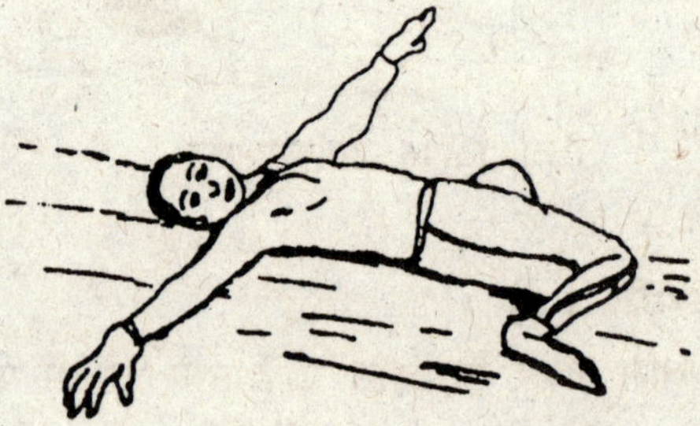

चित्र–13.17 (ख) मेरुदंडासन

क्रियाएं :

1. बाईं एड़ी को उठा कर दाहिने पंजे के अंगूठे तथा पहली ऊंगली के मध्य में रखें। इस प्रकार एक पैर पर दूसरा पैर सीधा रहेगा।
2. अब शरीर के ऊपरी भागों (मस्तक व गर्दन) को सीधा तान कर बाईं तरफ घुमाएं तथा निचले भाग (कमर, जंघाएं व पंजे) को अंत:श्वसन करते दाहिनी ओर घुमाएं। बायां अंगूठा भूमि का स्पर्श करता हो तथा भुजाएं व कंधे पूर्व की स्थिति में रहें।
3. नि:श्वास छोड़ते हुए मूल स्थिति में वापस आएं।
4. अब दूसरी दिशा में भी उपरोक्त क्रियाएं दोहराएं (5 बार)।

स्थिति (2) : स्थिति (1) की शारीरिक मुद्रा।

क्रियाएं :

1. घुटनों को मोड़ें तथा उनमें एक फीट का फासला रखते हुए पंजों को उठाएं एवं तलवों में कुछ फीट का अंतर रखते हुए उन्हें भूमि पर रखें।
2. अब शरीर के ऊपरी भागों (मस्तक व गर्दन) को बाईं ओर घुमाएं तथा निचले भाग (कमर, जंघाएं और पंजे) को सांस लेते हुए दाहिनी तरफ घुमाएं। बायां घुटना भूमि का स्पर्श करे तथा कंधे व भुजाएं स्थिर रखें।
3. नि:श्वास छोड़ते हुए मूल स्थिति में लौटें।
4. इस आसन को शरीर के दूसरे भाग पर भी करें (5 बार)।

- **भुजंगासन**

स्थिति (1) : अधोमुख होकर भूमि पर लेट जाएं तथा पंजों को आपस में सटाए रखें। हाथों को शरीर के समीप रखें जिससे हथेलियां व मस्तक भूमि का स्पर्श करते हों।

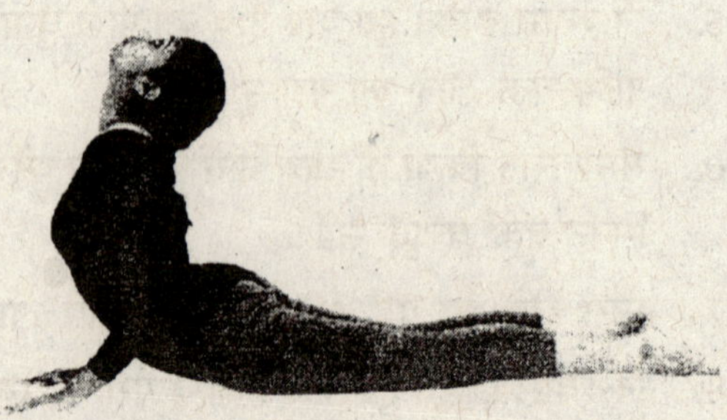

चित्र–13.18 भुजंगासन

क्रियाएं :

1. सम्मुख देखते हुए व सांस लेते गर्दन को भूमि से 15 से.मी. ऊपर उठाएं। धड़ को भी जरा सा ऊपर उठाएं व नाभि भूमि से सटी रहे। कुछ समय तक इसी मुद्रा में रहें।
2. फुंकार के साथ नि:श्वास छोड़ते हुए धड़ को भूमि पर लाएं। चिबुक भूमि का स्पर्श करती हो।
3. एक-दो बार सामान्य श्वसन क्रिया करें।

स्थिति (2) : हाथों को शरीर से 15 से. मी. के फासले पर रखें।

क्रियाएं :

1. गर्दन को 30 से.मी. ऊंचा उठाएं। शेष क्रियाएं स्थिति (1) की।

स्थिति (3) : हाथों को शरीर से 30 से. मी. के अंतर पर रखें।

क्रियाएं :

1. श्वास लेते व दृष्टि को सामने रखते हुए गर्दन, वक्षस्थल व धड़ को ऊपर उठाएं। भुजाएं सीधी तनी हों।
2. श्वास लेते हुए धड़ को कुछ और ऊपर उठाएं। शरीर का भार हथेलियों व जांघों पर रहे, आसमान की ओर देखें। इसी मुद्रा में रहते हुए वक्षस्थल व उदर को अधिकतम मोड़ें।
3. फुंकार के साथ नि:श्वास छोड़ें तथा नाभि को अंदर सिकोड़ें, धड़ को भूमि पर लाएं।
4. कुछ समय के लिए विश्रांति का अनुभव करें, श्वसन या कायोत्सर्ग की स्थिति में सामान्य श्वसन क्रिया करें।

- **शलभासन**

स्थिति : छाती के बल भूमि पर लेट जाएं। चिबुक व हथेलियां भूमि का स्पर्श करती हों तथा भुजाएं शरीर के समानांतर रहें तथा पैर भूमि से सटे हों।

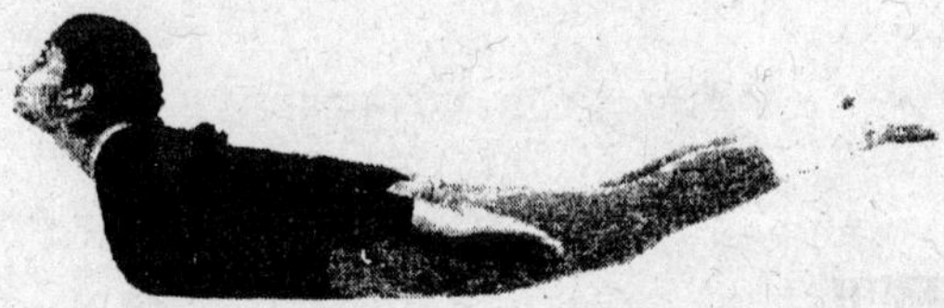

चित्र-13.19 शलभासन

क्रियाएं :

1. हाथों को जंघाओं के नीचे रखें। हथेलियां जंघाओं से चिपकी हों।
2. शरीर को कड़ा बनाते, सांस लेते हुए पैरों को यथासंभव ऊंचा उठाएं।
3. 2-3 सांसों तक उक्त मुद्रा बनाएं रखें। पैरों को मोड़ें नहीं किंतु सुविधा के लिए चेहरे को भूमि से उठा सकते हैं।
4. अब नि:श्वास छोड़ते हुए धीरे-धीरे वापस आएं और विश्रांति का अनुभव करें।

- **पवनमुक्तासन**

स्थिति : पीठ के बल लेट कर हाथों को शरीर के साथ रखें।

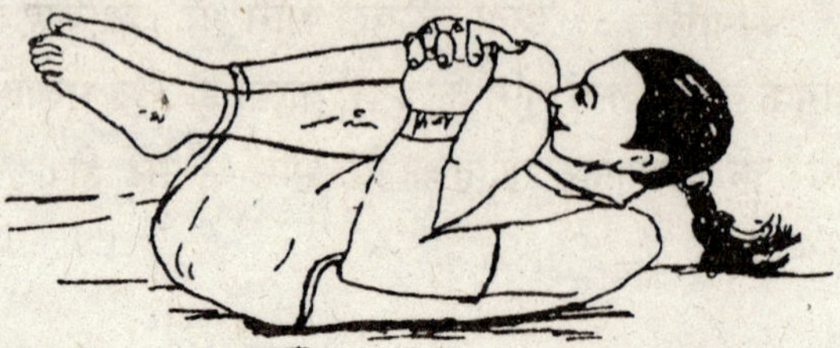

चित्र-13.20 पवनमुक्तासन

क्रियाएं :

1. दोनों पैरों को सीधा तानें।
2. बाएं पैर को भूमि पर रखते हुए दाएं पैर को घुटने से मोड़ते हुए वक्षस्थल के समीप लाएं।
3. अब मुड़े पैर को दोनों हाथों के शिकंजे में कस वक्षस्थल पर दबाएं।
4. उदर को पूरी तरह सांस से भरकर पैर से भरपूर दबाव दें।
5. नि:श्वास छोड़ते हुए मुड़े घुटने का नाक या चिबुक से स्पर्श कराएं। यह मुद्रा कुछ समय तक बनाए रखें।
6. श्वास लेते हुए मस्तक को सामान्य स्थिति में लाएं तथा नि:श्वास के साथ पैर को नीचे लाएं।
7. दूसरे पैर के साथ उपरोक्त क्रिया को दोहराएं।
8. दोनों पैरों को साथ रखते हुए उपरोक्त क्रिया को दोहराएं।
9. कायोत्सर्ग में विश्रांति का अनुभव करें।

आसनों के लिए सामान्य स्थितियां:-

स्थान : समतल, शांत, वायुदार स्थान या गर्म व हवादार कमरा।

समय : सूर्योदय से पूर्व खाली पेट, मल-मूत्र त्याग के पश्चात्।

गद्दा : योग की दरी, गलीचा या कम्बल जो न चिकना हो और न खुरदुरा। फोम का मोटा गद्दा उपयुक्त नहीं रहता है।

वस्त्र : ढीले व कम से कम वस्त्र। पट्टी या कसे वस्त्र का उपयोग नहीं।

अवधि : प्रतिदिन 15 से 30 मिनिट। 5-10 मिनिट से प्रारंभ कर क्रमश: अवधि बढ़ाते जाएं।

आसनों से लाभ :

1. शारीरिक व्यायाम की कमी की भरपाई तथा शारीरिक अकड़न में कमी (जो कि परिहृद धमनी रोग का बड़ा कारण है)। हृदय पर साकारात्मक प्रभाव, जिससे परिहृद धमनी का अवरोध दूर होता है।
2. भरपूर आक्सीजनीकरण होता है, फेफड़े शक्तिशाली बनते हैं। हृदय क्रिया व रक्त-भ्रमण कर क्रियाशील रक्त के शुद्धिकरण को बढ़ाते हैं।
3. मेरुदंड का शक्तिशाली बनना।
4. मोटापे, तनाव व थकान में कमी।
5. समस्त शारीरिक क्रियाओं में वृद्धि।

6. मांसपेशियों को शक्ति तथा आपसी तालमेल में वृद्धि। तंत्रिका-मांसपेशिय क्रिया में सुधार।
7. हारमोन्स के स्राव में नियमन।
8. आंतरिक समरसता का संतुलन तथा नकारात्मक प्रवृत्तियों का सकारात्मक में परिवर्तन हो जाता है। संचेतना निष्क्रिय हो जाती है।
9. अहं, भय व क्रोध आदि भावनाएं लुप्त होकर प्यार-स्नेह, संतोष व प्रसन्नता के भावों का उदय।

सावधानियां :

1. योग की क्रियाओं व आसनों को समुचित ढंग से करना चाहिए।
2. अपनी सीमाओं का अतिक्रमण न करें। समयावधि को धीरे-धीरे बढ़ाएं।
3. क्रियाओं में धीमापन व एकरूपता रखें। अनायास प्रयास न करें।
4. थक जाने पर बीच में शवासन (कायोत्सर्ग) के रूप में आराम करें।
5. हमेशा विपरीत मुद्रा अपनाएं जैसे कि बाईं तरफ मुड़ने पर दाहिनी तरफ भी मुड़ें।
6. नियमित बनें। ज्वर या चोट की अवस्था में अभ्यास न करें।
7. क्रिया या आसन के तुरंत बाद पानी न पीएं।

प्राणायाम

प्रस्तावना : प्राणायाम पतंजलि के अष्टांग योग का एक महत्वपूर्ण अंग है। प्राण ब्रह्मांड के प्रत्येक चेतन प्राणी की जीवन-शक्ति होता है। प्राण का अर्थ वायु नहीं होता है। मांसपेशियों में यह मांसपेशिय ऊर्जा होता है। तो वीर्य में काम-शक्ति। प्राणायाम का उद्देश्य शरीर में प्राण-शक्ति का नियमन व संतुलन करना होता है। **मनु** का कहना है कि *जिस प्रकार अग्नि की ज्वाला स्वर्ण की अशुद्धियों को दूर करती है वैसे ही इंद्रियां भी अपनी अशुद्धियों को प्राणायाम के माध्यम से बाहर निकाल फेंकती है।*

प्राणायाम श्वसन क्रिया का व्यवस्थित एवं अनुशासित रूप है। जिस प्रकार स्नान शरीर को स्वच्छ बनाता है उसी प्रकार प्राणायाम भी मन व शरीर को स्वस्थ बना हारमोन्स के स्राव का नियमन तथा इंद्रियों का नियंत्रण करता है। यह सच्चे ज्ञान व सत्य का मार्ग होता है।

पद्धति

स्थान : समान, स्वच्छ, वायुदार एवं शांत वातावरण या एकांत बाग।

समय : सूर्योदय से पूर्व, खाली पेट।

मुद्रा : पद्मासन, वज्रासन या सुखासन। शरीर सीधा तना हो, कड़ा नहीं। हाथ घुटनों पर स्थिर हो तथा नेत्र हल्के से बंद तथा चित्त प्रसन्न हो।

उदरीय श्वसन क्रिया

श्वास जीवन होता है जिसका प्रारंभ पहली सांस तथा अंत अंतिम सांस से होता है।

तनाव की देखरेख में आमाशयी श्वसन क्रिया महत्वपूर्ण स्थान रखती है तथा शैशव अवस्था पार करते

ही हम उदरीय श्वसन क्रिया को भूल जाते हैं। शिशु उदरीय श्वसन क्रिया करता है। बहुत देर के बाद उदरीय श्वसन क्रिया के महत्व को समझा गया है। यह संवेदी स्नायु-प्रणाली को शांत करता है तथा परा संवेदी स्नायु प्रणाली को क्रियाशील बना, हृदय-गति, सिस्टोलिक रक्तचाप एवं आक्सीजन की मांग को कम करता है।

इस श्वसन क्रिया के लिए अभ्यास की जरूरत पड़ती है। वैसे इसे किसी भी परिस्थिति में सहजता के साथ किया जा सकता है। दक्षता प्राप्त कर लेने पर इसे दिन में 3-4 बार किया जा सकता है तथा एक बार में 10-15 सांसें ली जा सकती है।

प्राकृतिक व सटीक उदरीय श्वसन क्रिया हमारे भावनात्मक स्वास्थ्य, स्नायु प्रणाली तथा स्मरण शक्ति को शक्तिशाली बनाती है। इसके अभ्यास से नासिका मार्ग, फेफड़े तथा समूची श्वसन प्रणाली स्वच्छ बनती है तथा कब्ज से मुक्ति भी मिलती है। यह तन-मन को सुदृढ़ बनाता है। इस श्वसन क्रिया को खाली पेट चित्त के शांत रहने पर किया जाना चाहिए।

पद्धति

1. चटाई पर ,पीठ के बल लेट जाएं तथा किसी प्रकार की असुविधा महसूस होने पर घुटनों को मोड़ सकते हैं। पंजों में दूरी रखते हुए घुटनों को एक-दूसरे से मिलाए रखें।
2. नाभि-प्रदेश पर ध्यान केंद्रित करें तथा दोनों हथेलियों को पेट पर रखें। नेत्र अधमुंदे हों।
3. मुंह को बंद रख नासिका से धीरे-धीरे गहरी सांस लें तथा कल्पना करें कि पेट गुब्बारे की भांति फूल रहा है। कुछ क्षण रुकें।
4. ध्वनि करते हुए धीरे-धीरे पूर्णतः श्वास बाहर छोड़ दें और कल्पना करें कि पेट पिचक कर मेरुदंड से चिपक गया है। कुछ क्षण रुकें तथा हाथों से पेट पर दबाव दें।
5. इसे रोजाना 5-10 मिनिट तक करें। इससे वायु के आदान-प्रदान की अवधि बढ़ेगी तथा आप दिन भर चुस्त-तंदरुस्त अनुभव करेंगे।

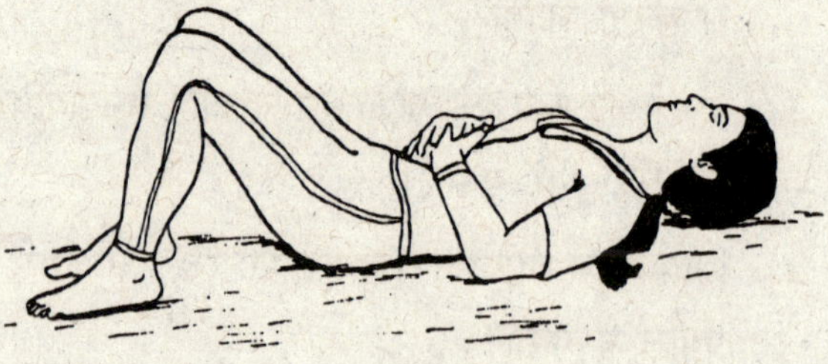

चित्र-13.21 उदरीय श्वसन क्रिया का अभ्यास।

अनुलोम-विलोम प्राणायाम

1. किसी भी आरामदायक मुद्रा में बैठ कर चित्र में दर्शाए अनुसार ऊंगलियों को रखें।
2. दाएं अंगूठे से दाएं नथूने को बंद कर बाएं नथूने से श्वास लें।
3. श्वास पूर्ण हो जाने पर उसे कुछ क्षण तक रोकें।
4. अब दाएं अंगूठे को नथूने से हटा लें और ऊंगली से बायां नथूना बंद कर दाएं से निःश्वास छोड़ें।

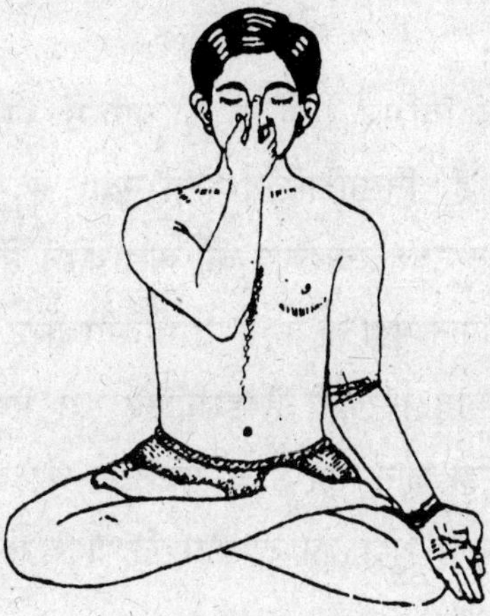

चित्र-13.22 प्राणायाम का अभ्यास।

5. दाएं नथूने से श्वास और बाएं से नि:श्वास छोड़ते हुए प्रक्रिया को दोहराएं।
6. यह अनुलोम-विलोम का एक चक्र था। इसके 10-20 चक्र दोहराएं तथा अवधि को क्रमश: बढ़ाते जाएं।

ओमध्वनि तथा अट्टहास

ओमध्वनि :

1. पद्मासन या सुखासन में बैठकर सामान्य रूप से कुछ लंबी सांस लें।
2. ओंठों को खुले रख 'ओ' की मधुर ध्वनि निकालें।
3. मुंह को बंद कर नाक के द्वारा 'म' की ध्वनि उत्पन्न करें। मधुमक्खी की भिनभिनाहट जैसी तरंगित ध्वनि पैदा करें।
4. इसे *नाद-योग* कहते हैं जो मानसिक-शांति प्रदान कर एकाग्रता की शक्ति को बढ़ाता है। यह सुषुम्ना को भी प्रभावित कर इच्छा-शक्ति का विकास करता है।

ठहाका भरी हंसी

1. मुख को बंद कर हंसना : बिना ध्वनि के आंतरिक रूप से हंसे। शरीर के प्रत्येक भाग को मुस्कुराता सा अनुभव करें।
2. खुले मुख से हंसे : आवाज करते हुए हंसे। शरीर के प्रत्येक भाग को हंसता सा अनुभव करें।
3. ठहाका भरी हंसी : जोरदार ठहाके के साथ हंसें तथा समस्त शरीर को ऊर्जास्वित होता महसूस करें।

प्राणायाम के लाभ

1. जीवनी-शक्ति का विकास हो चित्त शुद्ध होता है।
2. श्वसन क्रिया दीर्घ होती है जिससे फेफड़े शक्तिशाली बनते हैं तथा शरीर में ऊतकों को अधिक आक्सीजन से शुद्ध रक्त मिलता है।
3. श्वसन चक्र लयात्मक बनता है तथा फेफड़ों का निचला भाग सक्रिय बनने से वायु का आदान-प्रदान सरलता से होता है।
4. नासिका मार्ग स्वच्छ बनता है तथा कंबुकर्ण नली का द्वार सक्रिय होता है।
5. प्राणायाम श्वसन-प्रणाली को सुदृढ़ बनाने के साथ-साथ रक्त-प्रवाह, हारमोन्स के स्राव व पाचन क्रिया का भी नियमन करता है।
6. हृदय पर लाभकारी प्रभाव पड़ता है और अवरोध दूर होते हैं।

7. प्रतिरोध-शक्ति बढ़ती है।
8. इंद्रियों पर तथा मानसिक उच्छश्रृंखलता पर नियंत्रण बढ़ता है।
9. यह परिहृद धमनियों के रोग के प्रमुख कारण तनाव का नियंत्रण करने में सहायता करता है।

प्राणायाम के लिए सावधानियां

1. प्राणायाम से पूर्व मन व शरीर को शांत रखें।
2. स्वयं की सीमा का अतिक्रमण न करें।
3. सांस लेते व छोड़ते समय पेट को फूलाना व पिचकाना याद रखें।
4. हृदय रोगी सांस को न रोकें।
5. प्रात: व संध्या, दोनों वक्त प्राणायाम करें। बेहतर परिणामों के लिए श्वसन क्रिया पर ध्यान केंद्रित करें।
6. नहाने, नाश्ते या भोजन के तुरंत बाद प्राणायाम न करें।
7. खुली वायु में ही प्राणायाम करें, बिस्तर में मुंह ढक कर नहीं।
8. धूल व धुंआ भरे वातावरण में प्राणायाम नहीं करना चाहिए।
9. प्राणायाम करने के पांच मिनिट बाद ही प्यास लगने पर पानी पीना चाहिए।

मुद्राएं

मुद्राएं विभिन्न रोगों के उपचार में भी सहायक सिद्ध होती हैं। निम्नलिखित दोनों मुद्राएं हृदय रोग के उपचार तथा उच्च रक्तचाप को कम करने में सहायक होती हैं। अपान मुद्रा तो कभी-कभी सोरबीट्रेट की भांति तत्काल प्रभाव दिखाती है इसीलिए इसे मृत जीवनी मुद्रा भी कहा जाता है। उच्च रक्तचाप को कम करने के लिए व्यान मुद्रा का उपयोग किया जाता है।

- **अपान मुद्रा**

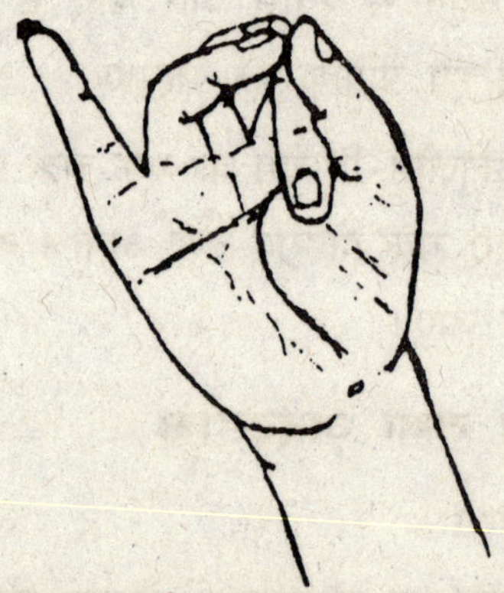

चित्र-13.23 अपान मुद्रा का अभ्यास।

पद्धति : तर्जनी ऊंगली को मोड़कर अंगूठे के मूल से लगाएं तथा मध्यमा व अनामिका ऊंगलियों के अग्र भाग को अंगूठे के अगले भाग के साथ मिलाएं।

• **व्यान मुद्रा**

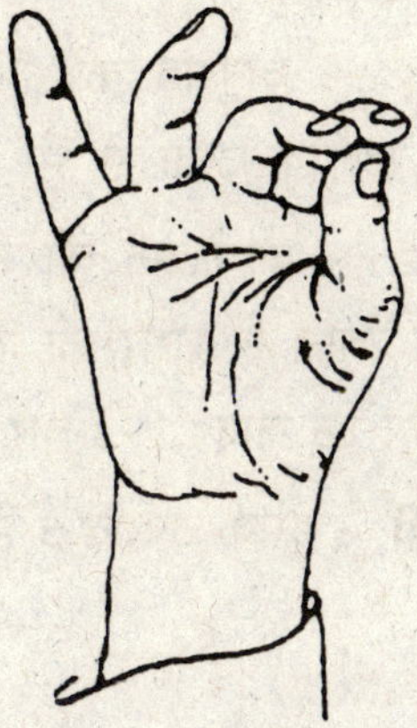

चित्र–13.24 व्यान मुद्रा का अभ्यास।

पद्धति : तर्जनी, मध्यमा तथा अंगूठे के अग्र भागों को आपस में मिलाएं।

कायोत्सर्ग

कायोत्सर्ग योग की एक महत्वपूर्ण शाखा है तथा यह दो शब्दों — काया व उत्सर्ग के योग से बना है जिसका अर्थ काया अर्थात् शरीर का त्याग। मतलब शरीर से आत्मा के अलगाव का अहसास। इसकी दो जटिलताएं भी होती हैं। पहली चित्त की संचेतना के साथ मन व शरीर की विश्रांति का भाव तथा दूसरी आत्मा व शरीर के स्वतंत्र अस्तित्व की विद्यमानता। अर्थात आत्मा व शरीर एक होकर दो होते हैं किंतु वे एक-दूसरे के पूरक माने जाते हैं।

कायोत्सर्ग आत्म–सुझाव की प्रक्रिया होती है जिसके अंतर्गत हम मस्तिष्क समेत शरीर के प्रत्येक भाग को विश्रांति अनुभव करने का सुझाव व आदेश देते हैं। उसके बाद हम अनुभव करते हैं कि वे विश्रांत हैं। इस प्रक्रिया में हमारा शरीर व मस्तिष्क निद्रा की अवस्था में होता है। जब कि चित्त सजग। इसकी परिणति मांसपेशियों की विश्रांति व घटी चयापचयी क्रिया में होती है। इसके परिणाम स्वरूप कोशों/उत्तकों में ऊर्जा का कम व्यय होता है और ऊर्जा बचती है। कायोत्सर्ग नींद से ज्यादा आरामदायक होता है तथा यह मानसिक तनाव को दूर कर उसके कारण होने वाली मनोदैहिक व्याधियों से रक्षा करता है।

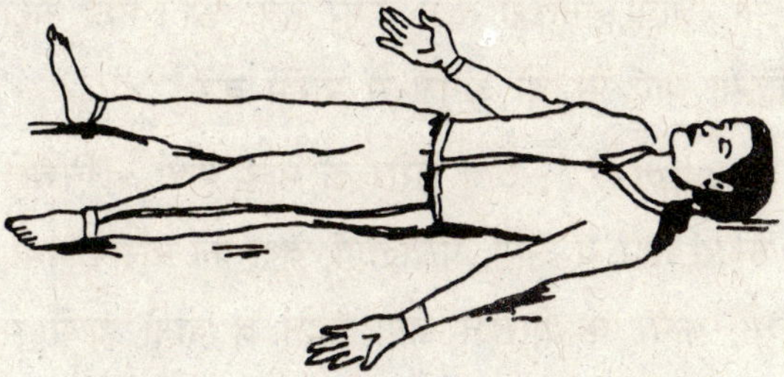

चित्र–13.25 कायोत्सर्ग का अभ्यास।

पद्धति :

चरण-1 : खड़ी अवस्था में 2–3 बार ताड़ासान करें।

चरण-2 : पीठ के बल लेट कर रीढ़ की हड्डी व गर्दन को सीधा तान कर रखें, उनमें कड़ापन न हो तथा पंजों में 30 से.मी. का अंतर हो। हाथ शरीर के समानांतर रहें, हथेलियों का मुंह ऊपर की ओर रहे तथा नेत्र कोमलता के साथ मूंदे हों।

चरण-3 : शरीर को प्रतिमा जैसा पूर्णत: निश्चल रखें लेकिन शरीर पूरी तरह ढीला रहे।

चरण-4 : किसी प्रकार का विचार, कल्पना या स्मृति नहीं होनी चाहिए तथा मस्तिष्क को कोई विचार न करने का सुझाव दें। महसूस करें कि शरीर हल्का बनता जा रहा हैं।

चरण-5 : अब आत्म-सुझाव के द्वारा शरीर के प्रत्येक भाग पर ध्यान केंद्रित करें और विश्रांति का अनुभव करें।

चरण-6 : विश्रांति का अनुभव दाहिने पैर के अंगूठे से प्रारंभ करते हुए तलवे, एड़ी, टखनों, पिंडलियों, घुटनों, जांघों, नितंबों तथा कमर तक करें। फिर यही प्रक्रिया बाएं पैर के अंगूठे से प्रारंभ करें।

चरण-7 : अब शरीर के मध्य भाग - निचले व ऊपरी उदर व अंगों, पसलियों, वक्ष की मांसपेशियों, कंधों, कमर के पिछले भाग गर्दन व दोनों हाथों में विश्रांति महसूस करें।

चरण-8 : गले, चिबुक, मुख, जबड़ों, जिव्हा, गालों, नाक, आंख, कानों, कनपटी, ललाट, कपाल शीर्ष तथा मस्तिष्क के आंतरिक भाग को विश्रांत में लाएं।

चरण-9 : पूर्ण शरीर की कल्पना करते हुए शारीरिक, मानसिक और भावनात्मक विश्रांति का अनुभव करें। अगर शरीर के किसी भाग में तनाव की अनुभूति हो तो उसे पुनः विश्रांत में लाएं। इस अवस्था को 15 मिनिट तक बनाए रखें।

चरण-10 : अब कल्पना करें कि आप एवरेस्ट की चोटी पर बैठे अपने आस-पास केवल बर्फ ही बर्फ देख रहे हैं तथा आपके इर्द-गिर्द सफेद बादल तैर रहे हैं। चमकते सूर्य को अनुभव करते हुए कल्पना करें कि आप स्वर्ग में पहुंच चुके हैं।

चरण-11 : अनुभव करें कि समूचा शरीर हल्का बन कर स्वर्गिक ऊर्जा से भर गया है।

चरण-12 : कायोत्सर्ग को समाप्त करने के लिए 2-3 लंबी श्वास लें शरीर को क्रियाशील बनाएं और बाएं मुड़ कर उठ जाएं। 2-3 बार श्वास और लें।

सावधानी : इसके उपरांत 5 मिनिट तक पानी ना पीएं।

प्रेक्षा-ध्यान

पद्धति :

चरण 1 : तैयारी

(1) ध्यान का प्रारंभ करने के लिए किसी ऐसी मुद्रा का चयन करें जिसमें आप 30 मिनिट तक आराम के साथ बैठ सकें। जैसे कि पूर्ण कमल, अर्द्ध कमल या पालथी मार कर हीरे की मुद्रा।

(2) 'ब्रह्म मुद्रा' अपनाएं, अर्थात गोद में बाएं हथेली पर दाहिनी हथेली रखें तथा अंगूठे मिले रहे।

(3) कमर व मेरुदंड सीधा रखें, नेत्र कोमलता से मुंदे हों व श्वसन क्रिया सामान्य रहे। तनाव रहित, चित्त प्रसन्न रखें। बन्द आंखों से शरीर पर ध्यान केन्द्रित करें। विचारों, यादों तथा कल्पनाओं से मुक्त रहें।

(4) महा-प्राण ध्वनि : श्वास लेते हुए म्-म् की ध्वनि नथूनों से उत्पन्न करें। ऐसा 9 बार दोहराएं। प्रतिध्वनित ध्वनि को यथासंभव दीर्घ व मधुर बनाने का प्रयास करें।

(5) *'सम पिक्खई अप्पाग मप्पाइनम्म'* जपे। 'स्वयं को स्वयं द्वारा देखिएं', 'स्वयं को जानिए व पहचानिए'।

(6) संकल्प करें ***"मैं अपने मन एवं आत्मा की शुद्धिकरण तथा हृदय रोग से मुक्ति के लिए प्रेक्षा-ध्यान का अभ्यास कर रहा हूँ"***।

उक्त संकल्प को 3 बार दोहराएं।

चरण 2 : कायोत्सर्ग

(1) संपूर्ण शरीर को शिथिल एवं निश्चेष्ट बनाएं। प्रतिमा जैसा निष्क्रिय। कोई गति न करें।

(2) शरीर के प्रत्येक अंग को शिथिल बनने का सुझाव दें तथा अनुभव करें कि शांत-विश्रांत बनते जा रहे हैं।

(3) मस्तिष्क समेत समूचे शरीर को विश्रांत अनुभव करें। गहरी विश्रांति महसूस करें। मन में प्रसन्नता हो।

चरण 3 : श्वास प्रेक्षा

(1) श्वसन क्रिया का नियमन कर उसे धीमा बनाएं।

(2) चित्त को नाभि पर केंद्रित कर उसकी गति-विधि पर ध्यान दें। वह प्रत्येक श्वास-नि:श्वास के साथ प्रसारित व संकुचित होगी। केवल नाभि की गतिविधि पर ध्यान दें।

(3) अब नासाग्र पर ध्यान केंद्रित कर आती-जाती श्वास को अनुभव करें। वायु का लेशमात्र भी अनदेखा न जाए।

(4) सांस के प्रत्येक भाग की अनुभूति के द्वारा हम सत्य व ईश्वर को देख सकेंगे।

(5) श्वसन क्रिया की कल्पना तनाव से दूर करने की श्रेष्ठ विधि है। इस मुद्रा को 5 मिनिट तक बनाए रखें।

चरण 4 : हृदय पर अनुप्रेक्षा

(1) अपने मानसिक नेत्रों से चारों तरफ चमकीले-हरे रंग के प्रभा-मंडल तथा हरे रंग के पिरामिड की कल्पना करें। हरे रंग को ही आप श्वास में ले रहे हैं।

(2) कल्पना करें कि वक्ष के मध्य में थायमस ग्रंथि पर हरे रंग का बल्व प्रकाशित है तथा वह आपको बाह्य एवं आंतरिक दोनों रूपों से प्रकाशित कर रहा है। इसी प्रकाश में हृदय के चारों कक्षों को भी देखा जा सकता है।

(3) कल्पना करें कि चमकीला हरा रंग अवरुद्ध धमनी को अवरोध के स्थान पर बेध रहा है।

(4) कल्पना करें कि हरे रंग की विकरित किरणें अवरोध को कम कर रही हैं।

(5) ऐसी स्थिति में कल्पना करें कि आपके हृदय पर निम्न चार पंक्तियों वाला स्टीकर लगा है :

(अ) धमनी का अवरोध खुल गया है।

(ब) हृदय की स्थिति सुधर रही है।

(स) अब भय या चिंता की कोई बात नहीं है।

(द) मेरे हृदय की समस्या निश्चित ही खत्म हो जाएगी।

इन पंक्तियों को 10-15 बार दोहराएं।

चरण 5 : ज्योति केंद्र प्रेक्षा

(1) ललाट के मध्य में ज्योति केंद्र पर ध्यान केंद्रित करें।

(2) कल्पना करें कि वहां दूधिया बल्व लगा है और वह ज्योति के अंदर व बाहर दूधिया प्रकाश फैला रहा है। कल्पना करें कि वहां पूर्ण चंद्रमा स्थित है।

(3) कल्पना करें कि आप एवरेस्ट की चोटी पर ध्यानावस्था में बैठे हैं तथा आपके चारों ओर केवल बर्फ ही बर्फ है।

(4) कल्पना करें कि आप शांति व प्रसन्नता से घिरे हैं तथा आपके चारों ओर स्वर्गिक श्वेत वातावरण बिखरा है।

(5) अनुभव करें कि आप शुद्ध हो कर शक्तिशाली बन गए हैं। भय, क्रोध, गर्व और तनाव के भाव लुप्त हो गए हैं तथा शांति, प्रसन्नता, स्वतंत्रता के भाव आपके चारों तरफ घूम रहे हैं।

(6) महसूस करें कि आप परमात्मा के पास पहुंच गए हैं तथा आपको वास्तविक सत्य का अहसास हो गया है।

(7) ईश्वरीय वातावरण का आनंद लें तथा स्वयं में विशेष जीवन-शक्ति व साहस का अनुभव करें।

(8) 2-3 दीर्घ श्वास के साथ ध्यान को पूरा करें।

चरण 6 : तनाव की देखरेख करें

सकारात्मक विचारों व नैतिक मूल्यों को अपनाने के लिए अध्याय 7 व 8 में वर्णित पद्धतियों का पालन करें।

चरण 7 : आहार-प्रबंधन का पालन

अध्याय 12 में इस बारे में विस्तृत जानकारी दी गई है।

अध्याय-14

हृदय रोग की देख-भाल में यौगिक जीवन-शैली की प्रभावोत्पादकता (प्रयोगात्मक शोध के परिणाम)

हृदय रोग की देख-भाल में यौगिक जीवन-शैली की प्रभावोत्पादकता

14.1 प्रस्तावना

अध्ययनों से यह ज्ञात हुआ है कि खतरे के कारणों में सुधार या परिवर्तन से परिहृद धमनी रोग की देखभाल पर सक़ारात्मक तथा लाभकारी प्रभाव पड़ता है। **डॉ. डीन ओर्निस** ने बताया है कि 'तनाव की निगरानी' तथा 'खुराक नियंत्रण' का हृदय रोगियों पर महत्वपूर्ण लाभकारी प्रभाव देखा गया है। इसी प्रकार **नैबेनेर** और **हेमब्रेच** ने भी जीवन-शैली में परिवर्तन से हृदय-रोगियों पर लाभकारी प्रभाव प्रदर्शित किए हैं।

योग सम्मत जीवन-शैली मध्यस्थता कार्यक्रम धमनियों के हृदय-रोग की बढ़ी अवस्था में भी सफल उपचार सिद्ध हुआ है। यह इसके खतरनाक कारणों को कम कर एंजाइना व दिल के दौरों की संभावना को कम करती है। यह शरीर के भार को कम कर वसा व ट्राईग्लीसेराइड्स के स्तरों में कमी लाती है जिससे धमनियों में अवरोध नहीं बढ़ पाता। साथ ही योग सम्मत जीवन-शैली कार्य-शैली को सुधार कर लाभदायक तथा दीर्घ प्रभावी शक्ति देती है। सस्ता व सरल होने के कारण आम व्यक्ति व हृदय रोगी दोनों ही इसे समान रूप से अपना सकते हैं। साथ ही इसका कोई दुष्प्रभाव भी नहीं पड़ता है।

14.2 हृदय रोगियों के तुलनात्मक आंकड़े (योगोपचार से पूर्व व पश्चात)

योग सम्मत जीवन-शैली मध्यस्थता कार्यक्रम के अंतर्गत आयोजित एक शिविर में छः रोगियों का परीक्षण किया गया तथा उपचार से पूर्व की सीमा रेखा के पश्चात् 3 व 6 मास बाद के शर्करा स्तर, नाड़ी-गति, कुल कोलेस्ट्रोल (एल.डी.एल व एच.डी.एल) तथा ट्राईग्लीसेराइड्स, हेमोग्लोबिन तथा व्यक्तिनिष्ठ मानसिक तनाव के स्तर दर्ज किए गए। प्रत्येक रोगी की स्वयं की अनुभूतियों के बारे में विचार जाने गए।

हृदय-रोगियों के तुलनात्मक आंकड़े इस प्रकार हैं :

रोगी की प्रगति-तालिका

रोगी का नाम : अ **लिंग :** पुरुष **रोगी संख्या :** एक

उम्र : 60 वर्ष **ऊंचाई :** 167 से.मी. **वैवाहिक स्थिति :** विवाहित

व्यवसाय : सेवानिवृत्त सरकारी सेवक।

उपचार से पूर्व की आम स्थिति तथा संक्षिप्त इतिहास

छः मास पूर्व दिल का दौरा पड़ा था, एंजियोग्राफी से शतप्रतिशत अवरोध का पता चला, कोलेस्ट्रोल का उच्च स्तर तथा उच्च रक्तचाप, एच.डी.एल. अल्प, नाड़ी अनियमित वक्षस्थल में दर्द व भारीपन, अवसाद अधिक, बाईपास सर्जरी का सुझाव दिया गया था, आप्रेशन के लिए धन-राशि जमा करवाई गई।

परिवर्तन

पैरामीटर	उपचार से पूर्व	3 मास पश्चात्	6 मास पश्चात्
रक्तचाप	160/90	130/85	130/80
नाड़ी दर	70	70	70
वजन (कि.ग्रा.)	62	60	60
कोलेस्ट्रोल	240	220	200
एल.डी.एल. कोलेस्ट्रोल	149	118	112
ट्राईग्लीसेराइड्स	140	130	130
हेमोग्लोबिन	13	14	15
एस.टी. सेगमेंट डिप्रेशन	3	3	2
मानसिक तनाव	सामान्य	सामान्य	सामान्य
दवाओं की मात्रा	भारी खुराक	सोरबीट्रेट कम	सोरबीट्रेट बंद

उपचार के 6 मास पश्चात रोगी की टिप्पणी

मुझे यह बताने में प्रसन्नता हो रही है कि योग व हृदय रोगियों की जीवन-शैली प्रशिक्षण ने मुझे बाईपास सर्जरी से बचा लिया। मेरे टी.एम.टी. में सुधार है तथा मैंने सोरबीट्रेट लेनी बंद कर दी है। मैं अपने प्रशिक्षक का उसके मार्गदर्शन, सहयोग तथा मधुर व्यवहार के लिए आभारी हूं। मैंने आप्रेशन के लिए जमा की गई धनराशि वापस ले ली है। कार्यक्रम अति उत्तम तथा चिकित्सा चमत्कारिक थी। मैं तनाव से भी दूर हूं।

रोगी की प्रगति-तालिका

रोगी का नाम : ब   **लिंग :** पुरुष   **रोगी संख्या :** 2
उम्र : 56 वर्ष   **ऊंचाई :** 170 से.मी.   **वैवाहिक स्थिति :** विवाहित
व्यवसाय : बिक्री अधिकारी

उपचार/प्रशिक्षण से पूर्व की आम स्थिति तथा संक्षिप्त इतिहास

एंजाइना का पुराना रोगी, धूम्रपान की आदत, रोजना सोरबीट्रेट की 3-4 गोलियों का सेवन, टी.एम.टी. : 7 मिनिट, एंजियोग्राफी से तीनों धमनियों में 60%, 72% तथ 90% अवरोध मिला, इ.सी.जी. से उच्च एस.टी. सिगमेंट डिप्रेशन मिला। बाईपास सर्जरी के सुझाव से अत्यंत चिंतित तथा भयभीत, मानसिक रूप से अव्यवस्थित।

परिवर्तन

पैरामीटर	उपचार से पूर्व	3 मास पश्चात्	6 मास पश्चात्
रक्तचाप	130/90	130/85	130/80
नाड़ी गति	73	73	73
वजन (कि.ग्रा.)	68	66	65
कोलेस्ट्रोल	300	270	240
एल.डी.एल. कोलेस्ट्रोल	160	142	139
ट्राईग्लीसेराइड्स	200	180	160
एच.डी.एल. कोलेस्ट्रोल	20	30	35
रक्त शर्करा (खाली पेट)	130	125	120
रक्त शर्करा (भरे पेट)	180	170	140
हेमोग्लोबिन	11	12	12.5
एस.टी. सेगमेंट डिप्रेशन	3	3	2
मानसिक तनाव	तीव्र अवसाद ग्रस्त	कुछ सुधार	काफी सुधार
दवाओं की मात्रा	भारी खुराक	कुछ कमी	पर्याप्त घटी

उपचार/प्रशिक्षण के 6 मास पश्चात रोगी की राय

हृदय रोग के उपचार के योग प्रशिक्षण शिविर में भाग लेने के तुरंत बाद मैंने धूम्रपान त्याग दिया। एंजाइना की समस्या अब पूर्णत: लुप्त हो गई है तथा सोरबीट्रेट की गोलियों की जरूरत कतई नहीं पड़ती है। 3 माह पश्चात! मैंने नौकरी पुन: संभाल ली तब मेरी इ.सी.जी. में सुधार था तथा टी.एम.टी. सामान्य मिली। अब मैं शांति पूर्वक अपना कार्य करता हूं और मन में किसी प्रकार का भय नहीं है। दवाओं की मात्रा धीरे-धीरे कम होती जा रही है। मेरा मत है कि योग धमनियों के हृदय रोग के उपचार की सर्वोत्तम विधि है; जो आपको बेहद खर्चीली, पीड़ादायक एवं खतरनाक हृदय की शल्य-क्रिया (जिसमें पुन:आक्रमण की संभावना भी बनी रहती है) से बचा सकती है। धन्यवाद।

रोगी की प्रगति-तालिका

रोगी का नाम : स **लिंग :** पुरुष **रोगी संख्या :** 3
उम्र : 62 वर्ष **ऊंचाई :** 175 से.मी. **वैवाहिक स्थिति :** विवाहित
व्यवसाय : सेवानिवृत्त अध्यापक

उपचार/प्रशिक्षण से पूर्व की आम स्थिति एवं संक्षिप्त इतिहास

वर्ष 1997 में दिल का दौरा। सीने में दर्द 100 कदम भी नहीं चल पाता। टी.एम.टी. की अवधि 5 मिनिट। एंजियोग्राफी से तीन धमनियों में 80%, 75% व 85% अवरोध मिला। तीव्र अवसाद। एंजियोप्लास्टी/बाईपास सर्जरी का सुझाव।

परिवर्तन

पैरामीटर	उपचार से पूर्व	3 मास पश्चात्	6 मास पश्चात्
रक्तचाप	160/100	150/110	145/90
नाड़ी गति	71	71	71
वजन (कि.ग्रा.)	90	86	80
कोलेस्ट्रोल	275	250	220
एल.डी.एल. कोलेस्ट्रोल	139	133	118
ट्राईग्लीसेराइड्स	150	140	130
एच.डी.एल. कोलेस्ट्रोल	20	23	28
हेमोग्लोबिन	10	11	12
एस.टी. सेगमेंट डिप्रेशन	3	2	2
मानसिक तनाव	अत्यधिक	कुछ सुधार	पर्याप्त सुधार
दवाओं की मात्रा	भारी खुराक	10% कमी	25% कमी

प्रशिक्षण/उपचार के 6 मास पश्चात रोगी की राय

योग प्रशिक्षण कार्यक्रम में भाग लेने से पहले मैं 100 कदम भी नहीं चल पाता था जबकि अब मैं सुबह-शाम 2 कि.मी. टहल आता हूँ। एंजाइना/सीने में भारीपन घट गया है। मैं स्वयं को चुस्त-तंदरुस्त महसूस करता हूँ। हृदय-रोगियों के लिए दवाओं के साथ यौगिक जीवन-शैली करोड़ों रूपयों की कीमती दवा की पर्ची जैसी होती है। अब मुझे चलने या सीढ़ियां चढ़ने में कोई तकलीफ अनुभव नहीं होती है। इ.सी.जी. में सुधार था। योग के उपचार ने मुझे सिखाया कि दिल के दौरे के उपरांत भी रोजाना एक घंटे तक योग, ध्यान व तनाव से बचाव के तरीके का अभ्यास कर कैसे सामान्य जीवन बिताया जा सकता है।

रोगी की प्रगति-तालिका

रोगी का नाम : द **लिंग :** स्त्री **रोगी संख्या :** 4

उम्र : 50 वर्ष **ऊंचाई :** 157 से.मी. **वैवाहिक स्थिति :** विवाहित

व्यवसाय : गृहिणी

उपचार/प्रशिक्षण से पूर्व की आम स्थिति एवं संक्षिप्त इतिहास

हृदय के क्षेत्र में दर्द, नाड़ी अनियमित, मोटापा, 10 दिन तक अस्पताल में भर्ती रही। उसके बाद से लगातार सीने में दर्द। डॉक्टर ने एन्जियोप्लास्टी की सलाह दी। अवसाद ग्रस्त तथा क्लान्त।

परिवर्तन

पैरामीटर	उपचार से पूर्व	3 मास पश्चात्	6 मास पश्चात्
रक्तचाप	160/110	145/110	145/90
नाड़ी गति	73	73	73
वजन (कि.ग्रा.)	72	69	66
कोलेस्ट्रोल	235	220	210
एल.डी.एल. कोलेस्ट्रोल	144	141	127
ट्राईग्लीसेराइड्स	200	180	140
एच.डी.एल. कोलेस्ट्रोल	25	30	35
हेमोग्लोबिन	12	12.2	13
एस.टी. सेगमेंट डिप्रेशन	3	2	1
मानसिक तनाव	उच्च	सुधार	सुधार
दवाओं की मात्रा	भारी खुराक	घट गई	घट गई

उपचार के 6 मास पश्चात रोगी की राय

मैं तीव्र रूप से अवसाद ग्रस्त थी तथा जीवन के प्रति निराश हो चुकी थी किंतु योग प्रशिक्षण के 10 दिवसीय कार्यक्रम में भाग लेने के पश्चात् विशेषकर कायोत्सर्ग से मेरे हृदय का दर्द काफी कम हो गया और मैं जीवन के प्रति आशावान हो गई। मुझे योग-ध्यान व अल्प केलौरी वाली खुराक के महत्व का पता चला। 3 मास के बाद मेरा अवसाद खत्म हो चुका था तथा वजन भी 3 कि.ग्रा. घट गया था। मैं स्वयं को ऊर्जास्वित महसूस करने लगी हूँ। मैं आशा करती हूँ कि जरा सी और समयावधि में खुद को पूर्णतः चुस्त-तंदुरुस्त अनुभव करने लगूंगी और जीवन का आनंद ले सकूंगी।

रोगी की प्रगति-तालिका

रोगी का नाम : क **लिंग :** पुरुष **रोगी संख्या :** 5
उम्र : 54 वर्ष **ऊंचाई :** 165 से.मी. **वैवाहिक स्थिति :** विवाहित
व्यवसाय : व्यापार

उपचार से पूर्व की आम स्थिति एवं संक्षिप्त इतिहास

एंजाइना तथा एंजियोग्राफी से 90 अवरोध का पता चला। उच्च रक्तचाप, मधुमेह। भारी मात्रा में अंग्रेजी दवाएं लीं, वजन जरूरत से ज्यादा, उच्च अवसाद, जीवन के प्रति मोह का अभाव। बाईपास सर्जरी का सुझाव।

परिवर्तन

पैरामीटर	उपचार से पूर्व	3 मास पश्चात्	6 मास पश्चात्
रक्तचाप	170/100	150/90	145/90
नाड़ी गति	70	70	70
वजन (कि.ग्रा.)	85	80	75
कोलेस्ट्रोल	250	230	210
एल.डी.एल. कोलेस्ट्रोल	152	150	133
एच.डी.एल. कोलेस्ट्रोल	25	28	32
रक्त शर्करा (खाली पेट)	140	130	120
रक्त शर्करा (भरे पेट)	180	160	140
हेमोग्लोबिन	11	12	12.5
एस.टी. सेगमेंट डिप्रेशन	3	2	2
मानसिक तनाव	तीव्र अवसाद	अवसाद ग्रस्त	कमी आई
दवाओं की मात्रा	भारी खुराक	घटी	कम से कम

प्रशिक्षण/उपचार के 6 मास पश्चात रोगी की राय

प्रशिक्षण कार्यक्रम में पूरा भाग लेने के बाद मेरा जीवन के प्रति रुझान बढ़ गया है। मेरा रक्तचाप व रक्त में शर्करा की मात्रा भी पर्याप्त घट गई है और वजन भी 6 मास में 10 किलो कम हो गया है। अब मैं सामान्य रूप से अपने कार्य करता हूँ और विगत चार मास से सोरबीट्रेट की गोली भी नहीं ली है। मैं न केवल अपने हृदय बल्कि शरीर की समूची प्रणालियों को ऊर्जा युक्त महसूस करता हूँ इसीलिए मैं कह सकता हूँ कि योग सम्मत जीवन-शैली के पालन कर्ता को न डॉक्टर की और न अस्पताल की जरूरत पड़ेगी। मैं प्रसन्न हूँ और सुखी एवं सामान्य जीवन व्यतीत कर रहा हूँ।

रोगी की प्रगति-तालिका

रोगी का नाम : ख　　**लिंग :** पुरुष　　**रोगी संख्या :** 6

उम्र : 59 वर्ष　　**ऊंचाई :** 177 से.मी.　　**वैवाहिक स्थिति :** विवाहित

व्यवसाय : इंजीनियर

उपचार से पूर्व की आम स्थिति एवं संक्षिप्त इतिहास

सितंबर 1996 में अचानक हृदय का दौरा पड़ा और अक्टूबर 1996 में एंजियोप्लास्टी करानी पड़ी। सीने में अभी भी दर्द व भारीपन रहता है। 20-30 मीटर भी नहीं चल पाता। सांस फूलना/बाईपास सर्जरी का सुझाव।

परिवर्तन

पैरामीटर	उपचार से पूर्व	3 मास पश्चात्	6 मास पश्चात्
रक्तचाप	130/90	130/90	130/90
नाड़ी गति	72	72	72
वजन (कि.ग्रा.)	90	87	85
कोलेस्ट्रोल	290	280	260
एल.डी.एल. कोलेस्ट्रोल	25	30	35
एच.डी.एल. कोलेस्ट्रोल	142	143	139
हेमोग्लोबिन	12	13	14
एस.टी. सेगमेंट डिप्रेशन	3	2	1
मानसिक तनाव	उच्च अवसाद	अवसाद ग्रस्त	पर्याप्त कमी
दवाओं की मात्रा	भारी खुराक	कमी आई	कमी आई

प्रशिक्षण/उपचार के 6 मास पश्चात रोगी की राय

योगाभ्यास करने के उपरांत मेरे आम स्वास्थ्य में काफी सुधार आया है तथा मैं लगभग 1 कि.मी. घूम आता हूँ। सीने में दर्द व भारीपन की भी शिकायत नहीं उभरती तथा एक स्वस्थ व्यक्ति की भांति रोजमर्रा के कार्य करने में स्वयं को समर्थ पाता हूँ। दवाओं की मात्रा भी काफी घट गई है और सोरबीट्रेट तो पूरी तरह बंद कर दी है। यों मैं एंजाइना-मुक्त जीवन व्यतीत कर रहा हूँ। प्रशिक्षण/उपचार का सर्वाधिक महत्वपूर्ण भाग तनाव-प्रबंधन था। खुराक में बदलाव का भी अपना महत्व है। हृदय रोगियों के जीवन के लिए प्यार-स्नेह अत्यंत जरूरी होता है। योग-क्रियाओं, आसनों तथा कायोत्सर्ग ने मुझे प्रचंड रूप से प्रभावित किया है तथा इनका मैं नियमित अभ्यास करता हूँ, मैं पर्याप्त सुखी व प्रसन्न हूँ।

14.3 विचार-विमर्श तथा निष्कर्ष

जैसा कि व्यक्तियों के ब्यौरे से प्रमाणित होता है कि उनके शरीर के वजन, वसा की मात्रा, ट्राइग्लीसेराइड्स तथा रक्तचाप समान रूप से घटे पाए गए किंतु सभी में एच.डी.एल. कोलेस्ट्रोल का स्तर बढ़ा पाया गया। टी.एम.टी. पर सभी रोगी ज्यादा समय तक अभ्यास कर पाए थे तथा एस.टी. सिगमेंट डिप्रेशन भी घटा पाया गया। मानसिक तनाव कम होकर अच्छे स्वास्थ्य की अनुभूति में वृद्धि। उनके कथनानुसार वे स्वयं को भला चंगा तथा ऊर्जा पूर्ण महसूस करते हैं।

रक्तवाहिकाओं की आर्टीरियोग्राफी के परिणामों से वाहिकाओं के संकुचन में सुधार दो रोगियों में मिला जबकि शेष चारों में वह अपरिवर्तित था। यह परिवर्तन सुधार का प्रतीक था।

यौगिक जीवन-शैली मध्यस्थता कार्यक्रम से रोगियों की मनोवैज्ञानिक असामान्य अवस्थाओं में सुधार आने के साथ ही किसी प्रकार का दुष्प्रभाव भी नहीं उभरा। उनकी दवाओं पर निर्भरता में पर्याप्त कमी आई और वे सामान्य सुखी जीवन व्यतीत कर रहे हैं।

इन परिणामों से सिद्ध हो जाता है कि यौगिक जीवन शैली हृदय रोगों से रक्षा की प्रभावशाली एवं आदर्श प्रणाली है जिसे प्रत्येक व्यक्ति को अपनाना चाहिए।

परिशिष्ट

परिशिष्ट-1

वयस्कों के लिए ऊंचाई व वजन की आदर्श तालिका

ऊंचाई (से.मी.)	ऊंचाई (इंच)	औसत वजन (कि.ग्रा.) (पुरुषों के लिए)	औसत वजन (कि.ग्रा.) (स्त्रियों के लिए)
145	4'9"		46
148	4'10"		46.5
150	4'11"		47.0
152	5'0"		48.5
156	5'1.5"		49.5
158	5'2.2"	55.8	50.4
160	5'3"	57.6	51.3
162	5'3.8"	58.6	52.6
164	5'4.6"	59.6	54.0
166	5'5.4"	60.6	55.4
168	5'6.1"	61.7	56.8
170	5'6.9"	63.5	58.1
172	5'7.7"	65.0	60.0
174	5'8.5"	66.5	61.3
176	5'10"	69.4	64.0
178	5'10.8"	71.0	65.3
182	5'11.6"	72.6	67.0

परिशिष्ट-2

कुछ सामान्य खाद्य-पदार्थों में पोषक तत्वों की मात्रा - (प्रत्येक 100 ग्राम में)

नाम	नमी	कार्बो.	प्रो.	वसा	रेशे	कैलोरी
1. चावल	13.7	78	7	0.5	0.2	345
2. गेहूं (आटा)	12	69	12	1.7	1.9	341
3. काला चना	10	61	17	5.4	1.2	360
4. मोठ की फली	11	57	24	1.1	4.5	330
5. सोयाबीन	8.1	21	43	2.0	3.7	432
6. चना	10.4	57	24	1.3	4.1	334
7. हरे मटर	73	16	7.2	0.1	4.0	93
8. हरी सब्जियां	90	7.9	2.4	0.7	1.2	30-80
9. आलू	75	23	1.6	0.1	0.4	97
10. गाजर	86	11	1	0.2	1.2	48
11. मूली	94	3.4	0.7	0.1	3.4	17
12. शकरकंद	69	28	1.2	0.3	0.8	120
13. सेव	84.6	13.4	0.2	0.5	1.0	59
14. खीरा	97	2.5	0.4	0.1	0.4	13
15. टमाटर	93	3.6	1.9	0.1	0.7	23
16. केला	70	27.2	1.2	0.3	0.4	116
17. अमरूद	82	11.2	0.9	0.3	5.2	51
18. अंगूर	79	16.5	0.5	0.3	3	71
19. नींबू	85	11	1	1	2	57
20. मौसमी	88	9.3	1	0.3	0.5	43
21. तरबूज	96	3	0.2	0.2	0.2	16
22. खरबूजा	95	4	0.3	0.2	0.4	17
23. मांस	71.5	–	18.5	13.3	–	200
24. मुर्गा	72	–	26	1	–	109
25. गाय का दूध	88	4.4	3.2	4.1	–	67
26. स्किम्ड दूध	92	5	3	0.1	–	29
27. घी-तैल	–	–	–	100	–	900
28. चीनी	0.4	100	0.1	–	–	400
29. शहद	21	80	0.3	–	–	320
30. अंडे की सफेदी (35 ग्रा.)	88	0.4	3.4	–	–	16

कार्बो – कार्बोहाइड्रेट, प्रो. प्रोटीन

परिशिष्ट-3

हृदय रोग से बचाव के 7 स्वर्णिम नियम

परिहृद धमनी रोग स्पष्ट है कि दीर्घकालिक अनुचित जीवन-चर्या, व्यायाम की कमी, अत्यधिक शारीरिक वजन, कोलेस्ट्रोल की अधिक मात्रा, प्रचुर तनाव और खानपान की अनुचित आदतों की देन होता है। किंतु यदि हमें उनके मार्ग व उपचार का उचित ज्ञान हो तो हम हृदय-रोग को दूर रख सकते हैं। ज्ञान का प्रकाश अज्ञानता के अंधकार को दूर भगाता है। ये विशेष नियम निम्न प्रकार हैं :

1. हृदय की क्रिया प्रणाली व हृदय रोगों का ज्ञान : हृदय की क्रिया व उसके रोगों के विषय में भरपूर ज्ञान रहने पर हम उक्त रोग की भली प्रकार देखरेख कर सकते हैं। किंतु केवल ज्ञान पर्याप्त नहीं होता है, उसके उपयोग करने के तरीके का पता होना भी जरूरी होता है।

2. मोटापे तथा उच्च रक्तचाप संबंधी ज्ञान : ये दोनों शारीरिक स्थितियां भी हृदय रोग का प्रमुख कारण मानी जाती हैं। इसलिए हमें कोलेस्ट्रोल का स्तर तथा रक्तचाप को कम करने वाली विधियों का ज्ञान होना जरूरी होता है।

3. तनाव कम करने वाली विधियों का ज्ञान : पिछले कुछ दशकों से यह सिद्ध हो गया है कि तनाव हृदय रोग का सबसे बड़ा कारण होता है जबकि पहले उसे कारण नहीं माना जाता था। अत: हमें तनाव के स्रोत, उसकी उत्पत्ति के रूप और निषेध की विधियों का पर्याप्त ज्ञान होना चाहिए।

4. आहार में सुधार तथा तैल-शून्य भोजन संबंधी ज्ञान : स्वास्थ्य को अच्छी अवस्था में बनाए रखने में आहार महत्वपूर्ण भूमिका अदा करता है। इसलिए हमें भली प्रकार ज्ञात होना चाहिए कि स्वास्थ्य के लिए कौन से खाद्य-पदार्थ लाभकारी होते हैं तथा कौन से हानिकारक एवं किस का पूर्ण त्याग कर देना चाहिए। तैल रहित भोजन पकाना एक अच्छी आदत मानी जाती है।

5. उचित यौगिक जीवन-चर्या का ज्ञान : अनुचित जीवन-शैली बुरे स्वास्थ्य का मूल कारण होती है। हमें आधुनिक जीवन शैली की हानिकारक बातों का ज्ञान होना चाहिए ताकि उनमें सुधार कर शरीर को स्वस्थ रखा जा सके। योग स्वास्थ्य सुधारने व बनाए रखने का सरल व व्यावहारिक उपाय सिखाता है।

6. यौगिक क्रियाओं, आसनों व प्राणायाम संबंधी ज्ञान : आधुनिक आर्थिक

तथा तकनीकी विकास ने इंसान में आलस्य भरा जीवन व्यतीत करने की अनुचित प्रवृत्ति विकसित की है जिसके परिणाम स्वरूप शारीरिक गतिविधियां इतिहास की वस्तु बन कर रह गई हैं। अत: व्यायाम की कमी एवं प्रदूषित वातावरण से होने वाली की क्षति की पूर्ति के लिए व्यक्ति को यौगिक क्रियाओं, आसनों व प्राणायाम का अभ्यास करना चाहिए।

7. ध्यान व कायोत्सर्ग का ज्ञान : आज प्रत्येक व्यक्ति के विचार, प्रवृत्तियां व विशेषताएं आत्म-केंद्रित हो गई हैं और वह समाज, नैतिकता और ईश्वर को भूल चुका है। इसलिए मानसिक शांति व आंतरिक प्रसन्नता के लिए ध्यान व कायोत्सर्ग का ज्ञान नितांत आवश्यक हो गया है। ये सनकीपन तथा तनाव से राहत के लिए शक्तिशाली शस्त्र हैं।

परिशिष्ट-4

हृदय व फेफड़ों का पुनर्जीवन

अचानक होने वाला दिल का दौरा : दिल के दौरे के समय हृदय व फेफड़ों को पुनर्जीवित करने की क्रिया आपाद् स्थिति में प्राथमिक उपचार जैसी होती है। आधुनिक चिकित्सा-प्रणाली की एक चौकाने वाली बात अचानक होने वाली मृत्यु से बचाव है। इसका सर्वाधिक आश्चर्यजनक तथ्य यह है कि हम अपने फेफड़ों व मस्तिष्क का उपयोग कर इसे प्राप्त कर सकते हैं। अचानक होने वाली मृत्यु को अंतिम जैविक मृत्यु में बदलने से पूर्व उचित व तुरंत तथा हृदय व फेफड़ों के पुनर्जीवन की क्रिया द्वारा रोका जा सकता है।

भारत में परिहृद धमनी रोग की घटनाओं में तीव्रता से वृद्धि हो रही है। यहां हृदय-रोगियों में से 10% रोगी प्रति वर्ष दिल के दौरों से मृत्यु के ग्रास हो जाते हैं तथा मरने वाले 100 हृदय-रोगियों में से 50 रोगी अचानक पड़ने वाले दिल के दौरे से काल के मुंह में समा जाते हैं। इनमें से 2/3 मृत्यु तो रोगी के अस्पताल पहुंचने से पहले ही हो जाती है। मृत्यु का शिकार होने वाले 24 लाख व्यक्तियों में ऐसे रोगियों की संख्या 18 लाख होती है क्योंकि हमारे देश में किसी औसतन रोगी को तुरंत चिकित्सिय सहायता मिलने में लगभग 3 घंटे का समय नष्ट जाता है। लेकिन हृदय व फेफड़ों के पुनर्जीवन के सामूहिक कार्यक्रम से प्रति वर्ष लगभग 13.5 लाख रोगियों को बचाया जा सकता है। यह स्मरण रखें कि अचानक होने वाली मृत्यु के शिकार ऐसे व्यक्ति होते हैं जिनकी देश को सर्वाधिक जरूरत होती है, अर्थात् बौद्धिक व व्यावसायिक व्यक्ति।

हृदय व फेफड़ों के पुनर्जीवन की क्रिया तब की जाती है जब उसकी नाड़ी या श्वास या दोनों ही अवरुद्ध हो जाए। नाड़ी व श्वसन क्रिया का रूकना सामान्यत: अचानक मृत्यु कहा जाता है।

हृदय के दौरे के संकेत : दिल के दौरे के सर्वाधिक आम लक्षणों में श्वास कष्ट तथा छाती के मध्य में उरोस्थि के पीछे निचोड़ता सा असहनीय दर्द होता है। कुछ व्यक्तियों में तो संकुचन की ऐसी अनुभूति होती है मानों छाती पर हाथी बैठा हो। यह दर्द आगे बढ़ कर बाईं भुजा, जबड़े, दांतों, बाएं कंधे तथा कभी-कभी दाहिनी भुजा या वक्ष के दाएं भाग की ओर भी चला जाता है। इसके अन्य संकेत हैं :

- अप्रत्याशित पसीना आना
- मितली
- पूरी तरह श्वास न ले पाना या
- तीव्र थकान का अहसास।

खतरनाक कारण : उपरोक्त वर्णित संकेतों में से किसी एक लक्षण के होने पर यदि व्यक्ति

को निम्न वर्णित व्याधियां भी हों तो दिल के दौरे का संदेह करना चाहिए।

- मधुमेह
- उच्च रक्तचाप
- कोलेस्ट्रोल का उच्च स्तर
- धूम्रपान की पुरानी आदत
- अत्यधिक वजन
- तनाव भरा व्यक्तित्व
- दिल के दौरों का पारिवारिक इतिहास
- एंजाइना के दौरे का व्यक्तिगत इतिहास।

सावधानियां : उपरोक्त वर्णित लक्षणों में से किसी लक्षण के उभरने पर मानना चाहिए कि व्यक्ति को दिल का दौरा पड़ा है।

क्या करें!

- व्यक्ति को तुरन्त फर्श पर या कड़े बिस्तर पर लिटा दें।
- पैरों को ऊंचा उठाएं जिससे रक्त प्रवाह मस्तिष्क की ओर मुड़ सके। यह व्यक्ति को 2-3 बोतल रक्त चढ़ाने के बराबर होता है।
- रोगी तक शुद्ध वायु आने दें।
- हृदय व फेफड़ों के पुनर्जीवन की क्रियाएं करें।

क्या न करें!

- रोगी को बैठाने या खड़ा करने का प्रयास न करें।
- गर्दन के नीचे तकिया न रखें।
- मुख में गंगा जल न डालें।
- रोगी के आस-पास भीड़ न लगाएं।
- डॉक्टर को बुलाने में देर न करें।

पुनर्जीवन की ए.बी.सी.

ए — एयरवेज (श्वास नली)
बी — ब्रिदिंग (कृत्रिम श्वसन क्रिया)
सी — सर्कुलेसन (परिभ्रमण)

ए - श्वास मार्ग : वायु-मार्ग को खोल देने से व्यक्ति को बचाया जा सकता है। इसके लिए एक हाथ से चिबुक को ऊपर उठाएं तथा दूसरे हाथ से माथे पर दबाव डाल मस्तक को पीछे की ओर मोड़ें। वायु मार्ग के एक बार खुल जाने पर अपने कान को रोगी के मुख के समीप ला कर —

देखें — वक्षस्थल की हलचल
सुनें — श्वसन क्रिया की ध्वनि
अनुभव करें — अपने गालों पर सांसों को।

किसी प्रकार की प्रतिक्रिया अनुभव न होने पर बी कृत्रिम श्वसन क्रिया प्रारंभ करें।

बी - कृत्रिम श्वसन क्रिया : कृत्रिम श्वसन क्रिया प्रारंभ करने के लिए मुख से मुख तथा मुख से नाक वाली पद्धतियों को अपनाया जा सकता है। इसके लिए चिबुक को ऊंचा उठा मस्तक को पीछे मोड़ें। रोगी की नाक पर चिकोटी भर उसके मुख से अपने मुख को कस कर मिला कर दो पूरी सांस उसके मुख में छोड़ें।

क्या करें!

- दो पूर्ण सांसें तुरंत दें।
- उसके साथ-साथ वक्ष के प्रसार पर ध्यान दें।
- केवल छोटी सांसें दें।
- मुख से मुख नली पद्धति संभव न होने पर मुख से नासिका की विधि अपनाएं। इस तरीके में नाक में कृत्रिम सांस देते हुए मुंह को बंद रखें।

क्या न करें!

- मुख से मुख में श्वास देते समय लिंग व आयु पर ध्यान न दें।
- किसी बीमारी के लगने या संक्रमण की चिंता न करें (इससे बचाव हेतु मुखों के मध्य कपड़ा रख लें)।

सी - परिभ्रमण : दो पूर्ण सांसें देने के बाद हृदय स्पंदन को जानने के लिए ग्रीवा की धमनी या नाड़ी परीक्षण करें। ग्रीवा की धमनी के स्पंदन को जानने के लिए ठोड़ी को सहारा देने वाले हाथ की सहायता से स्वर यंत्र के नीचे के गड्ढे में ऊंगली रख कर नाड़ी को अनुभव करें। नाड़ी अनुभव न होने पर लयात्मक रूप से रोगी के सीने के निचले भाग पर दबाव देते हुए हृदय की मालिश करें। इससे हृदय रक्त का संचार प्रारंभ कर सकेगा।

हृदय की मालिश कैसे करें?

1. रोगी के वक्षस्थल के बगल में घुटनों के बल बैठ जाएं।
2. मध्यमा व तर्जनी ऊंगलियों की मदद से पसलियों के दोनों अर्द्ध भागों के निचले भाग में स्थित खांचे को खोजें।
3. अब एक हथेली को उरोस्थि पर खांचे के मध्य के समीप रखें।
4. फिर दूसरी हथेली को पहली के ऊपर रखें।
5. ऊंगलियों को ऊपर की ओर वक्ष की दीवार से परे रखें।
6. ऊंगलियों को आपस में जकड़ना सहायक हो सकता है।
7. रोगी की उरोस्थि के निकट अपने कंधों को लाते हुए नीचे की ओर दबाव दें।
8. रोगी के वयस्क होने पर अपने सीधे तने हाथों से उरोस्थि को 1-2 इंच नीचे धसकाएं।
9. अब उरोस्थि से दबाव को पूर्णतः हटा दें।
10. दो दबाव के मध्य हाथों को उरोस्थि पर ही रहने दें।
11. विश्रांति व दबाव की अवधि एक समान रखें।

हृदय व फेफड़ों की पुनर्जीवन क्रिया कब तक जारी रखें : यह क्रिया निर्बाध रूप से तब तक जारी रखें जब तक रोगी को नई जीवन रक्षक तकनीकों का सहारा नहीं मिल जाता।

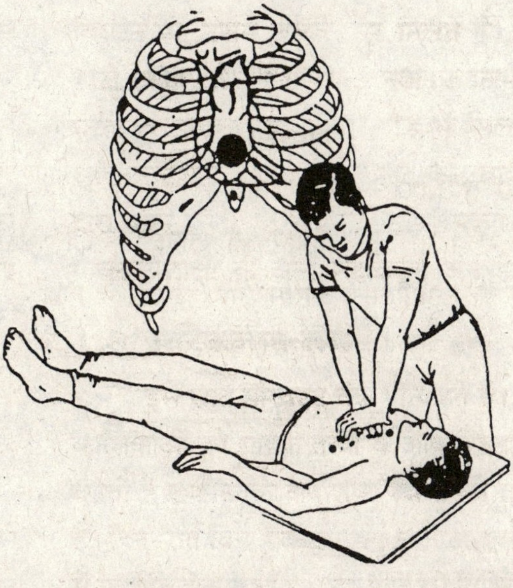

चित्र-15.1 हृदय व फेफड़ों के पुनर्जीवन की क्रिया करता व्यक्ति।

परिशिष्ट-5

हृदय रोगियों के लिए दैनिक कार्यों की मानक तालिका

समय	कार्य
5.00	— नींद से जाग कर उठिए।
5.15 से 5.30	— यौगिक क्रियाएं
5.30 से 6.00	— योगासन
6.00 से 6.30	— ध्यान, कायोत्सर्ग, श्वास प्रेक्षा, अनुप्रेक्षा के साथ हृदय पर हरे रंग की दृश्यात्मक कल्पना।
6.30 से 7.30	— प्रात:कालीन नित्य कर्म
7.30 से 8.00	— नाश्ता
7.30 से 12.30	— व्यावसायिक कार्य।
	भाग-I
12.30 से 1.00	— कायोत्सर्ग
1.00 से 1.30	— दोपहर का खाना
1.30 से 2.30	— आराम
2.30 से 4.30	— व्यावसायिक कार्य।
	भाग-II
4.30 से 5.00	— कायोत्सर्ग
5.00 से 5.30	— संध्या की सैर
5.30 से 6.30	— स्वाध्याय
6.30 से 7.30	— मनोरंजन
7.30 से 8.00	— ध्यान
8.15 से 8.45	— रात का खाना
8.45 से 10.00	— आम कार्य
10.00	— सो जाना।

टिप्पणी : सभी कार्यों की समयावधि सुविधा-नुसार निर्धारित की जा सकती है किंतु नियमितता व समयबद्धता का पालन करें।

स्मरण रखें : किसी प्रकार का तनाव, क्रोध, ईर्ष्या-भाव, सुस्ती, बैठक वाली जीवन चर्या तथा टीका-टिप्पणी से बचें।

प्रयास करें : प्रसन्न, आनंदित तथा सभी के प्रति मित्रवत् रहने का। शांति के साथ आंतरिक रूप से दृढ़ रहें। यौगिक क्रियाओं, आसनों, कायोत्सर्ग, ध्यान तथा टहलने में नियमितता का पालन करें।

परिशिष्ट-6

यौगिक क्रियाओं, आसनों व प्राणायाम के विशेष लाभ

1. शारीरिक कार्यों व क्षमता में विकास।
2. एंजाइना, रक्तचाप, शरीर के वजन तथा शरीर में वसा वितरण पर बेहतर नियंत्रण।
3. अंगों में बेहतर रक्त-भ्रमण तथा फेफड़ों की क्षमता में वृद्धि।
4. हड्डियों व संधियों की सुरक्षा, आंतों की अच्छी कार्य प्रणाली व जीवन दीर्घ बनता है।
5. जोश और ऊर्जा में वृद्धि।
6. अच्छी विश्रांति व निद्रा। नींद की गोलियों की जरूरत नहीं पड़ती।
7. तनाव, व्यग्रता तथा अवसाद से भली प्रकार मुकाबला करने की क्षमता।
8. चिकित्सा-खर्चों में कमी।

परिशिष्ट-7

ध्यान व कायोत्सर्ग के विशेष लाभ

1. फेफड़ों को आक्सीजन की ज्यादा आपूर्ति।
2. शारीरिक चुस्ती व लचीलेपन में वृद्धि।
3. उच्च रक्तचाप, नाड़ी गति व हृदय-गति में कमी।
4. आक्सीजन के उपभोग, व्यग्रता व सीरमी स्तर में कमी।
5. ए श्रेणी के व्यक्तित्व का बी श्रेणी के व्यक्तित्व में परिवर्तन।
6. अनिद्रा दूर होती है।
7. हृदय रोग का उत्क्रमण।

परिशिष्ट-8

आपदाजन्य तनाव से मुक्ति के उपाय

वर्तमान तकनीकी आधुनिक युग एवं तथाकथित आधुनिक जीवन-शैली के कारण बिना किसी जाति-पात, लिंग व व्यवसाय के भेदभाव के तनाव प्रत्येक व्यक्ति के जीवन का एक अंग बन गया है। कितने ही अवसरों पर व्यक्ति को एक साथ अनेक कर्त्तव्यों का निर्वाह करना पड़ता है और वह भी निर्धारित सीमा-अवधि में।

वरिष्ठ अधिकारियों के साथ कार्य-योजना निर्धारित करने के लिए बिना किसी तैयारी के अचानक मीटिंग में भाग लेना, किसी गृहणी का विभिन्न घरेलु कार्यों के साथ-साथ अचानक आए मेहमानों की आवभगत, छात्रों के सिर पर खड़ी परीक्षाएं, किसी व्यापारी द्वारा एक ही समय में कई देनदारी चुकता करना या प्राप्त आर्डरों की नियत अवधि में आपूर्ति करना आदि कुछ ऐसे आम हालात हैं कि जिनमें व्यक्ति किंकर्त्तव्यविमूढ़ बन जाता है और वह समझ नहीं पाता कि तात्कालिक मांगों से कैसे निपटा जाए।

ऐसी स्थिति उच्च स्तर का तनाव उत्पन्न करती है तथा जिससे समर्थ होने के बावजूद भी व्यक्ति की निर्णयकारी शक्ति व क्षमता निष्क्रिय हो जाती है। ऐसी परिस्थितियों से संघर्ष हेतु व एकाग्रता एवं बल विकसित करने के लिए व्यक्ति को 'आपदा जनित तनाव से मुक्ति' उपाय का उपयोग करना चाहिए।

प्रक्रिया

इस प्रक्रिया में केवल 4-5 मिनट लगते हैं। जब आप उच्च तनाव से ग्रस्त हों तो किसी साधनात्मक मुद्रा, चाहे वह खड़ी रहने वाली हो या बैठने वाली उसमें अवस्थित हो जाएं और नेत्रों को हल्का सा मूंद लें। फिर श्वसन क्रिया का नियमन कर उसे धीमी, गहरी व लयात्मक बनाएं। अपनी एकाग्रता को नाभि पर केंद्रित कर उदर की हलचल का निरीक्षण करें। केवल उदरीय हलचल पर ध्यान जमाएं और साथ ही शांतिपूर्वक अधिकाधिक वायु का अंत:श्वसन व बर्हिश्वसन करें।

उक्त अभ्यास को कुछ मिनटों तक करने के उपरांत आप स्वयं को ज्यादा ऊर्जायुक्त अनुभव करेंगे।

अब ध्यान को नाभि से हटा कर नासाग्र पर जमाएं तथा प्रत्येक श्वास-नि:श्वास को देखने व अनुभव करने का प्रयास करें। नथूनों में आपकी जानकारी के बिना कोई भी श्वास न अंदर जाए और न बाहर निकले। इसके फलस्वरूप आप अपने मस्तिष्क को विचार-शून्य अनुभव करेंगे। किंतु यदि आप इस स्थिति तक पहुंच नहीं पाते हैं तो सांस को 2-3 सेकेंड के लिए रोके रखें, उसमें तनाव कारक विचार लुप्त हो जाएंगे।

अब नेत्र खोल कर काम में लग जाएं तथा आपको यह जानकर आश्चर्य होगा कि आपका तनाव काफी हद तक कम हो गया है तथा आपमें कार्य को नए सिरे व नए जोश से प्रारंभ करने की भावना बलवती हो गई है।

परिशिष्ट-9

हृदय-रोगियों द्वारा मांगे गए कुछ स्पष्टीकरण

1. कुछ लोग इस गलतफहमी से भयभीत रहते हैं कि योग की क्रियाओं व आसनों के लिए अतिरिक्त श्रम करना पड़ता है जिससे हृदय के कार्यों पर बोझ बढ़ जाता है। जबकि वास्तविकता यह है कि क्रियाओं व आसनों पर चलने में किए जाने वाले श्रम से भी कम भार हृदय पर पड़ता है। साथ ही इन क्रियाओं में केवल कुछ ही भाग कार्यरत रहते हैं जबकि शेष विश्रांत रहते हैं। इसके विपरीत चलने-टहलने में समूचे शरीर को कार्य करना पड़ता है।

2. प्राय: प्रश्न किया जाता है, "इतनी सब क्रियाओं व आसनों की क्या जरूरत? हमें तो हृदय से प्रत्यक्ष रूप से संबंधित आसन ही करने चाहिए, जो स्वयं बीमार है के हृदय पर अतिरिक्त कार्य-भार क्यों डाला जाए?"

   इसका स्पष्टीकरण यही है कि धमनियों में उत्पन्न अवरोध का मुख्य कारण उनका कड़ापन होता है तथा जब हम क्रियाओं व आसनों का अभ्यास करते हैं तो मांसपेशियां समग्र रूप से लचीली बनती हैं जिसके परिणाम स्वरूप धमनियां भी लचीली बनती हैं और उससे धमनियों के अवरोध को खोलने में स्पष्ट रूप से सहायता मिलती है।

3. हृदय-रोगियों को डॉक्टर प्राय: धीमे चलने की हिदायत देते हैं और यह अभ्यास उनके लिए अच्छा भी रहता है। किंतु यह स्मरण रखें कि भोजन के तुरंत बाद न चले क्योंकि तब हमारी ऊर्जा पाचन-क्रिया में लगी होती है। इसलिए दोनों कार्यों में 30-40 मिनिट का अंतर रखें। प्रत्येक भोजन के बाद चलने से पूर्व आधे घंटे तक आराम करें।

परिशिष्ट-10

हृदय-रोगियों के लिए उपयोगी परामर्श

1. शारीरिक रूप से चुस्त, मानसिक तौर पर चैतन्य व सर्तक तथा भावनात्मक तौर पर प्रसन्न रहने का प्रयास करें।
2. तनाव को कम करने हेतु -
   (क) अपने कार्य व समय की उचित योजना बनाएं।
   (ख) अवसरों को टालने से बचें।
   (ग) मनोरंजन के लिए समय निकालें।
   (घ) क्या करें और क्या नहीं का विशिष्ट फार्मूला अपनाएं (अध्याय 6.3)।
3. परिवर्तित किए जा सकने योग्य खतरनाक कारणों को सुधारें।
4. नियत कार्यक्रम का कड़ाई से पालन करें।
5. शारीरिक व्यायाम नियमितं समयबद्धता के साथ करें।
6. प्रस्तावित संतुलित व शाकाहारी भोजन करने का प्रयास करें।
7. धूम्रपान का पूर्ण त्याग करें।
8. तनाव, क्रोध, ईर्ष्या, सुस्ती एवं बैठक वाली शैली से रहित जीवन व्यतीत करने का प्रयास करें। अनावश्यक टीका-टिप्पणी न करें।
9. 'योग सम्मत जीवन-शैली मध्यस्थता कार्यक्रम' का कायोत्सर्ग, ध्यान, आहार में सुधार, तनाव-प्रबंधन, क्रियाएं, आसन, प्राणायाम, हंसने व चलने के कार्य आदि का दृढ़ता से पालन करें।
10. सुखी व प्रसन्न, सभी के प्रति मैत्री-भाव, आंतरिक रूप से दृढ़ तथा ईश्वर ने जो भी दिया है, उसी में संतुष्ट रहते मानसिक-शांति के साथ जीवन व्यतीत करें।